【英】安雅·海耶斯 荷莉·史密斯◎著 高润◎译

40周怀孕百科

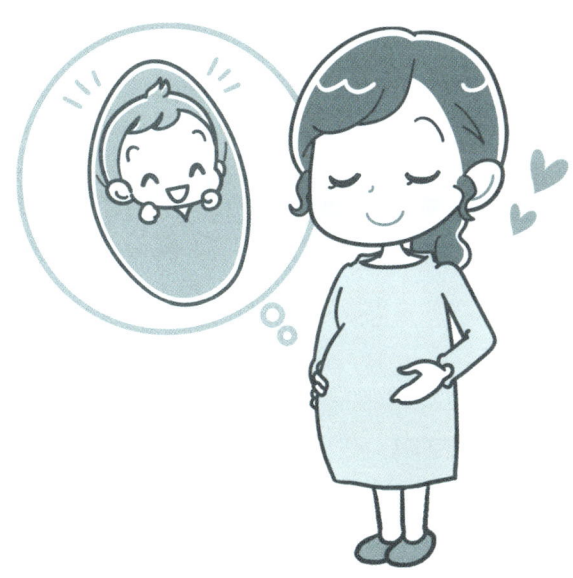

天津出版传媒集团

天津科学技术出版社

著作权合同登记号：图字 02-2017-114

Pregnancy: The Naked Truth, by Anya Hayes and Hollie Smith Copyright © Crimson Publishing 2016. Original English language edition published by Crimson Publishing, 19-21c Charles Street, Bath BA1 1HX, GREAT BRITAIN. All rights reserved.

图书在版编目（CIP）数据

40周怀孕百科 /（英）安雅•海耶斯，（英）荷莉•史密斯著；高润译. — 天津：天津科学技术出版社，2017.12

书名原文：Pregnancy The Naked Truth
ISBN 978-7-5576-3530-5

Ⅰ.①4… Ⅱ.①安… ②荷… ③高… Ⅲ.①妊娠期－妇幼保健－基本知识 Ⅳ.①R715.3

中国版本图书馆CIP数据核字（2017）第174587号

责任编辑：方艳 张建锋

天津出版传媒集团
天津科学技术出版社出版

出版人：蔡 颢
天津市西康路35号　　邮编：300051
电话（022）23332695（编辑部）
网址：www.tjkjcbs.com.cn
新华书店经销
北京天宇万达印刷有限公司印刷

开本710×1000　1/16　印张16　字数213 000
2017年12月第1版第1次印刷
定价：49.80元

序

如果看到怀孕试纸上的两道杠,那么恭喜你,你怀孕了!你可能会因此感到兴奋和难以相信,百感交集,也可能会因此而恐惧和震惊。事实上,我也是如此。别担心,由于你体内正在孕育一个全新的小生命,因此恐惧与荣耀同在。

初次怀孕时,感觉自己好像置身于巨大的悬崖边上,俯视着未知,然后一跃而下。你需要了解前方等着你的一切实情,而不是糖衣炮弹包裹的好听话。你可能厌恶曾经那么钟爱的大吃大喝,而开始喜欢上没完没了地吃白面包;脚肿得像大象脚一样;葡萄大小的痔疮;或者疲倦使你走路时像穿着潜水服在深海中潜水。这些都是孕期正常的反应或症状,既令人疯狂,也让人期待。我不但会告诉你如何迎接怀孕之旅这个医学上的奇迹,而且会让你为孕期即将到来的巨大冲击做好准备,确保你不会与怀孕的现实脱轨——正值职业生涯高峰时期的女性却被阵阵呕吐玩弄于股掌;抑或是当你正在和另一半缠绵时,却发现自己已不再像性感的小猫,而是一头笨拙的大象。

本书的内容涵盖怀胎十月和宝宝出生后,将全程做你的向导,一起与你经历孕期的起起落落。本书将展示怀孕的美丽与丑陋,同时将非常诚实地回答你的问题,而这些问题恐怕在你咨询朋友之后仍然得不到确切的答案。而且,我不会为了效果把本书弄成演讲稿,或给你列一堆药方。因为我知道,无论你是否愿意,整个孕期你都会被各种信息和咨询轰炸，因此在这里我只做引导，最终决定权属于你。

不论如何，既然无法逃避，那就试着享受怀孕的过程吧！不要再说"我讨厌怀孕"这类话，因为尽管现在我的皱纹比有孩子之前多了很多，而且美容觉已成为奢侈，但孩子的出生带来了很多欢乐，给了我生命中很多欢笑。现在看着两个可爱的男孩儿，我可以负责任地说，我从来没想过我十月怀胎时的煎熬。因此，把孕期作为通向美妙未来的一段旅程吧。

另外，过来人提供的信息才更有价值，因此没有潮妈们热情的分享和讲述她们的感受，这本书我也写不出来。在这里，真诚地感谢她们的贡献，感谢她们的文才，以及最重要的，感谢她们实话实说。

最后，抬起下巴，挺起肚子，保持微笑。祝你好运！

——安雅·海耶斯

目录

第一章 确认有喜后,需要知道的10件事

- 有必要保守怀孕秘密吗 　　　　　002
- 怀孕的早期征兆 　　　　　　　　004
- 接受怀孕事实与情绪变化 　　　　005
- 计算预产期 　　　　　　　　　　007
- 产前检查与建档 　　　　　　　　008
- B超检查是必要的 　　　　　　　 011
- 从现在起,戒烟限酒吧 　　　　　015
- 报名参加产前培训课程 　　　　　016
- 选择分娩地点 　　　　　　　　　018
- 多交流,别独自经历 　　　　　　019

第二章 子宫里的故事:宝贝成长记

- 你要知道的一点儿科学知识 　　　022
- 宝宝发育变化,两周两周地看 　　023

第三章 奇妙的孕期之旅，痛并快乐着

- 孕期小病小痛，多数是正常的妊娠反应　　042
- 孕早期可能出现的症状及对策　　044
  - （1）肚子疼　　044
  - （2）贫血　　046
  - （3）焦虑　　046
  - （4）"婴儿脑"（健忘症）　　048
  - （5）更大、更敏感的胸部　　049
  - （6）牙龈出血　　049
  - （7）气喘　　050
  - （8）便秘　　050
  - （9）抽筋　　051
  - （10）疲惫　　053
  - （11）饮食爱憎分明　　054
  - （12）多毛　　055
  - （13）头痛　　055
  - （14）情绪波动　　057
  - （15）晨吐　　058
  - （16）骨盆疼　　060
  - （17）下肢不宁腿综合征　　062
  - （18）嗅觉敏感　　062
  - （19）霉菌　　063
  - （20）尿频　　064
  - （21）白带　　064
- 孕中期可能出现的症状及对策　　065
  - （1）皮肤变化　　065

- ▶ （2）流鼻血、鼻塞 066
- ▶ （3）手痛 067
- ▶ （4）皮肤瘙痒症 067
- ▶ （5）静脉曲张 069
- ▶ （6）多屁 070
- 孕晚期可能出现的症状及对策 071
  - ▶ （1）背疼 071
  - ▶ （2）尿失禁 072
  - ▶ （3）消化不良和胃灼热 073
  - ▶ （4）失眠 074
  - ▶ （5）潮热 075
  - ▶ （6）妊娠纹 075
  - ▶ （7）肋骨疼 076
  - ▶ （8）痔疮 077
  - ▶ （9）手脚肿胀 078
- 哪些情况要尽快就医检查 079
- 有关孕肚那些事儿 081
- 选对孕妇装，孕妈也时尚 082

第四章　孕期保健指南及其他"危险"活动

- 根据个人情况，参考孕期建议 086
- 孕期健康饮食的5点建议 087
- 以下食物应慎吃 092
- 怀孕能喝酒吗 099
- 怀孕要戒烟吗 102

- 孕期用药需注意　　　　　　　　　　104
- 咖啡因　　　　　　　　　　　　　　105
- 其他"危险"行为　　　　　　　　　　107
- 适度活动锻炼，有助于分娩　　　　　111

第五章　怀孕与工作，两者可以兼得

- 孕期的权利和义务　　　　　　　　　116
- 法律权利——产假和报酬　　　　　　118
- 科学应对工作压力　　　　　　　　　123
- 通勤之苦　　　　　　　　　　　　　126
- 如果你的老板并不友好　　　　　　　128
- 希望返回职场吗　　　　　　　　　　129

第六章　孕期科学的性生活，益处良多

- 对性生活恶心，还是因为怀孕而恶心　134
- 他有欲望吗，你在乎他的感受吗　　　136
- 将性生活进行到底　　　　　　　　　137
- 预产期前的性生活，可促进分娩　　　140
- 经营夫妻关系　　　　　　　　　　　142

第七章　制订分娩计划，为分娩做准备

- 医院分娩　　　　　　　　　　　　　147
- 制订详细的分娩计划　　　　　　　　148
- 希望顺产吗　　　　　　　　　　　　150

- 了解几种镇痛方法　　152
- 其他镇痛方法　　157
- 分娩陪护人员　　162
- 分娩专业人士　　164
- 按计划进行剖宫产　　165
- 多胎分娩　　167
- 早产　　168

第八章　随时做足准备，静待宝宝驾到

- 待产进行中　　170
- 将来如何喂养宝宝　　171
- 采购宝宝的必需品　　175
- 最后阶段的应对策略　　177
- 备好待产包　　182
- 产前放松好对策　　185
- 检查宝宝的胎位　　186

第九章　分娩时刻，会遇到哪些情况

- 预产期就要来到　　190
- 过了预产期，怎么办　　191
- 羊水破了会怎样　　193
- 宫缩有多疼　　194
- 如果宝宝等不及了，怎么办　　197
- 反复检查，确认宫口是否全开　　198
- 催产方式　　199

- 能促进分娩的表现行为　　　　　　200
- 宝宝即将降生　　　　　　　　　　201
- 宝宝驾到　　　　　　　　　　　　203
- 如果你需要紧急剖宫产　　　　　　207
- 分娩之后　　　　　　　　　　　　209
- 分娩故事——四个潮妈生产记　　　210

第十章　产后的爱：照料宝宝与产妇调养

- 安顿下来　　　　　　　　　　　　218
- 新生宝宝的神秘特征　　　　　　　219
- 宝宝喂养方式　　　　　　　　　　220
- 婴儿护理要点　　　　　　　　　　228
- 产后身体恢复　　　　　　　　　　234
- 剖宫产后恢复　　　　　　　　　　241
- 产后妇幼综合护理　　　　　　　　243
- 产后情绪调适　　　　　　　　　　244

第一章

The first chapter

确认有喜后，需要知道的10件事

有必要保守怀孕秘密吗

颤抖着双手捧着检查结果,两眼紧紧盯着,你还不太确定自己的真实感受,也许想站在屋顶大声欢呼自己的喜悦,也许想暂时守着这个秘密不告诉任何人。当务之急,尽快地和孩子的父亲分享你的这份喜悦和恐慌,这应该是最好的选择。是的,把这个消息分享给你的支持者。通常你会保持沉默直到度过前3个月的危险期。没有规定要求你必须怎么做,但能跟你分享喜悦的人一般也是能够与你分担危险的。他们可能是你的父母,或者是你的其他密友。

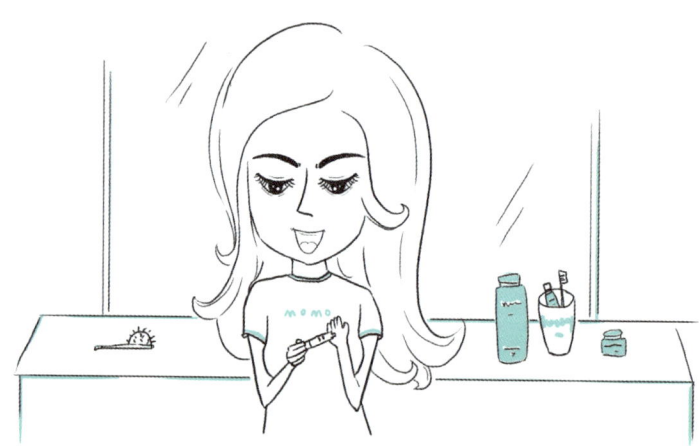

我发现怀孕后就迫不及待地告诉了大家,我不理解为什么要保守这个秘密。我告诉的每个人都提醒我发生流产的可能。流产不是羞耻和失败,在怀孕的任何阶段流产都是可怕的经历。为什么要将分享这份喜悦和害怕流产联系起来呢?

黛比

第一章 确认有喜后，需要知道的10件事

你可能像我一样激动得不可自制，确定怀孕以后，我不光告诉了我的家人和朋友，甚至还把这个消息告诉了公交车上的陌生人。你可能保守这个秘密很长时间，但和你的伙伴们分享也能给你带来非常美好的感觉。可以分享给很多人或者尽可能少的人，只需要按照你的直觉将生平第一次怀孕的独特和人分享。

> 我不知道该如何描述……我一直以为得知这个消息时，在巨大的责任面前，我会感到担心、害怕和焦虑，但是没有。相反，我感到精力充沛，非常强壮、骄傲和无畏。
> —— 碧翠丝

按照大家通常的做法，在第12周胎儿稳定前，你一直保守这个秘密，谁也不告诉。要是你平时喜欢喝酒或周末喜欢疯玩，又想守住秘密，那就得找一些说得过去的理由，解释自己为什么改喝红莓汁，为什么不跳舞跳到天亮了。我就是在这些节制上露出马脚的：我第一次怀孕的时候，圣诞节一星期后才到稳定期，所以当时无法参加很多聚会，而我平时又是一个酒杯不离手的人。

短期内可以暂时不告诉工作中的同事。基本上这个秘密能保守15周左右，那个时候时机也就成熟了。但是，实际生活中秘密很可能会提前泄露，因为3个月后肚子就开始隆起了。甚至在此之前，你会经常趴在桌上打盹儿，也可能会10分钟跑一趟洗手间，这些现象都可能让你露馅儿。

> 怀孕这么大的事情在我身上发生了，我感觉头上有一个明显的标识在告诉大家：我怀孕了。但令我惊讶的是，我的同事们似乎都没有注意到我怀孕了。
> —— 安娜

怀孕的早期征兆

要么怀孕了,要么没有,不存在有点儿怀孕的情况。一旦"小蝌蚪"击中目标,你体内的性激素就开始了精彩的旅程。如果你对自己的身体很敏感,我可以负责任地告诉你,你能感知到体内在发生像"多米诺骨牌"效应似的、令人不可思议的变化。你甚至还不知道自己已经怀孕了,但你的身体会慢慢告诉你。潮妈林西说,在他们过性生活之后的几天,她感觉自己的静脉突然变得很蓝、很明显,直到3周后拿到怀孕结果,她才恍然大悟这是怎么回事。我怀孕初期,一直觉得嘴里有股金属味,还有点儿晕晕乎乎的,没有一个晚上的睡眠是令人高兴的,还有点儿像来月经前的烦躁不安。我还不停地向我丈夫抱怨,直到我的经期推迟了一周后,他说:"你的例假早该来了,你是不是怀孕了?"

> 很奇怪,当我特别想要的这一刻发生时,我还是想了一会儿才热情地欢迎他的到来。我一直担心是不是遇到了对的人?怀孕的时机对不对?尽管我已经35岁了。
> ——安娜

除了上面的症状外,你的身体可能还会有一些别的反应,比如你的乳房开始有点儿轻微的刺痛,原来很喜欢的味道和口味现在会完全反感,漫无边际的思绪也随之彻底垮台,在接下来的9个月里,其中一些症状将一直伴随着你。

第三章会专门介绍怀孕对身体的影响,这里简单介绍一下怀孕的早期症状,绝大部分症状是由体内性激素的变化引起的。

▶ 胸部变得敏感,有刺痛感,也会稍稍变大,乳晕颜色加深;
▶ 嗅觉或味觉变得更加敏感;

- 反感一种甚至多种食物或饮料，或者特别偏好某种食物；
- 因为雌激素的变化，嘴里会有很怪的金属味；
- 呕吐，也叫晨吐，可能在刚怀孕的几天内就会有反应；
- 变得敏感，爱流泪；
- 疲惫无力；
- 尿频；
- 停经（可能阴道会有一点儿出血，一般不需要太担心）。

> **娜塔莉**
> 我对烟味非常敏感，一闻到烟味就会恶心。
>
> 因为我是试管受孕，所以我一直关注我的身体，但早期没有一点儿典型症状。当我确定怀孕的时候，我确信我没有一点儿早孕反应，只是胃部有一点儿紧。
> **朱丽叶**

接受怀孕事实与情绪变化

你的身体已经开始了孕育生命的旅程，但大脑却还停留在孕前的状态。这是一件大事，甚至可能是你遇到过的最大一件事。如此重要的一件事肯定会影响你的情绪，因此对此一定要有准备。即使你是期待已久的怀孕，但心情不会一直都很好，这是很常见的。

你需要时间去接受你已经怀孕这个事实，尤其是他来得比你想的要快的时候，甚至你会有点儿小震惊。身体没有"暂停键"，当你意识到你回不到过去的时候，怀孕带来的恐惧可能会战胜它带给你的欣喜。

> 孕育自己的宝宝，是我期待已久的事情。知道怀孕的那一刹那我欣喜若狂，与此同时，不安和恐惧也开始笼罩着我。我有能力养育孩子？我自己可以吗？连自己都照顾不好，我能照顾好一个孩子吗？我感到一副巨大的担子压在肩上，那时我怀孕刚刚6周。
>
> ——妮可

男人通常更容易被怀孕的消息吓到（当然，如果他故意让你怀孕，那需要另当别论了）。相反，我丈夫得知我怀孕后非常高兴，像大猩猩一样拍打着他的胸脯，似乎找回了原始的那种男子汉气概。

如果你刚开始的感觉不好，没关系，这很正常，大部分人都需要时间去接受怀孕这个事实。孕育生命是一种不可逃避的、巨大的责任：你的生活即将改变，会发生很大的变化。不久之后，晚上9点熟睡对你来说已经很不错了，早上6点起床已经算是睡懒觉了。但是，很快你就会适应这种生活。告诉自己，无数人在你之前已经成为父母，他们会向你传授经验。更重要的是，天天如此就会习惯了。

> 怀孕要比我想象的困难得多。我以为我会很坚强、坚韧，像很多准妈妈一样平静地度过。但当我真正怀孕的时候才发现，我做不到。似乎每周都要考虑新的症状，还要考虑吃不吃、吃什么的问题，这些都使我心烦意乱、筋疲力尽。
>
> ——朱丽叶

计算预产期

接下来的9个月，有个日期会不停地萦绕在你的脑海之中：预产期（有人也称之为"日子"）。你的医生或助产士会给你计算预产期，网上也有测算软件，你也可以自己算，从你末次月经第一天算起往后数40周。通常末次月经的第一天被视为怀孕第一天，所以你会觉得很奇怪，你怀孕那天其实已经算是"怀孕两周"了。这种方法通常依据的是经期为28天，当然会因人而异。

但如果你月经不规律，或者自己根本没记住末次月经的第一天是哪天，算起来就没那么简单了。不过，你第一次做B超的时候就会知道了，根据宝宝大小测算的预产期更加准确。如果你测算的日期和B超日期不一致，就要以后者为准。

计算预产期，并不是精准的科学，因此我们不要因为这个日期而情绪化。预产期，只是一个大概的日期，不是一个承诺或者期限，很少有宝宝是在预产期当天出生的，这种概率小于5%。我的第一个孩子比预产期晚了12天报到，那是我生命中最长的12天；到我第二个孩子时，我告诉大家的预产期是一个宽泛的日期："1月中旬"。

将预产期视为"到期月"或者"两周的窗口期"，而不是一个精确的日期。这有助于你不太在意宝宝是否推后了两周或是提前了两周，因此不用每天都测算"宝宝到底哪一天到来"。

产前检查与建档

如果你还没做产前护理，就尽早去专业保健医生那里报到，以确保你得到足够的照料。你也可以先找自己的全科医生，他会安排你与助产士见面；或者你可以省掉中间人，直接在诊疗室找医生。

全国各地的产前护理都不一样，甚至同一个诊所不同的助产士和医生的产前护理也不尽相同，你可以根据你自己的情况选择。

照看你的责任会由医生和助产士分担，也可能由助产士或医生单独主管，或者如果你情况复杂，还会有一位医院的产科医生带头负责，他也可能会在你检查时过来看你。

一些医疗机构实行的是所谓的多米诺计划，即一整队的社区助产士会在你怀孕期间照顾你，一般来说，其中一位会在你生宝宝时作为你的陪护。

或许你已经在吃叶酸补充剂了，要是还没有，那建议你在孕初期就开始补充叶酸。

产检

要么在诊所、普通全科医务室，要么在医院，医生或助产士会给你安排一系列的产前检查。怀孕10周之前要做第一次检查，当然是越早越好，因为有些测试是要在第10周前做的。初检时你需要提供大量信息，回答一大堆问题，还得做许多测试。所有这些都是为了你和宝宝在怀孕、生产以及以后的健康而设计的，因此，要尽量详细地回答医生的提问，针再疼、问题再烦人，建议还是忍着点儿好。

这很可能是你第一次见助产士。如果她正好是位严肃的"魔头"式人物，批评你血压太高，或教训你咖啡因多有害，你也许会有点儿紧张。的确有很多准妈妈运气不好，碰上不友好的助产士，但大部分助产士还是很贴心（要求似乎有点儿高）、很专业的，基本上都为你好。这次遇见不太喜欢的助产士，下次很可能就会遇到一位特别友好的。要是你真的特别不喜欢某一位助产士，你可以联系医生或当地助产服务的负责人，帮你安排一下，避免以后再见到她。记住，这是你的孕期，不要为一些不专业的建议忧虑或不开心，要自信地做出对自己有利的决定。

接下来的检查就简单得多了，一般就量量血压，做个尿检。同时还要定期对宝宝做检查，医生抚摸你的腹部来查宝宝的胎位和生产情况，监测他的心跳，即使你嫌这些检查太烦琐，一听到宝宝正常的心跳声也会欣慰很多。检查时间也是你进行提问或说出忧虑的最佳时机。因此，有任何健康问题或家族病史，都别忘了说出来，说不定会有帮助的。

孕24周后，每次产检都要测量腹围，通常来说测量结果和孕周一致，但这通常不考虑你的体格、年龄和家族遗传因素。因此，考虑到你的体重指数（BMI）、年龄、家族遗传等情况，医生开始使用定制图表方式来测量。这些图表的发明家声称，通过图表能更好地检查到宝宝是不是小于他的孕周，这关系到生产的风险，因此这是一项很重要的检测。

这方面已经进行的大量研究，会让你更容易知道这些图表是否有效。同时，要密切关注你的宝宝，一旦胎动慢下来，要及时告诉你的助产士，并确保参加所有的检查。

按医学建议，在28周前应该每4周做1次产前检查，在38周前应该每3周1次。40周时要查1次。40周还没生就每周至少检查1次。但同样，怀孕期间有任何异常，你也可能要频繁地出现在检查室里。

开始检查：第一次检查可能遇到的情况

▶ 问你一系列问题，填一系列表格，填写你（包括你的另一半）的健康状况、家族疾病史、工作和生活习惯等内容，建立完整档案，这都可能会在一定程度上影响你的健康、你的孕期或宝宝。

▶ 问你想在哪里产下宝宝。

▶ 量体重、身高，计算你的体重指数（BMI）。助产士需要清楚你是否超重或过轻，因为过胖或过瘦都是怀孕期间要格外注意的问题。

▶ 提供尿样（后期检查同样）。医生会从中检测出许多潜在风险，如子痫前期（20周后）。

▶ 量血压（每次都要查）。怀孕期间血压升高属正常现象，但密切关注血压仍很重要，要是太高就可能为子痫前期症状。

▶ 抽血。确认血型，检查是否有缺铁性贫血和其他一些传染病，虽然不常见，但如果发生，就对你和宝宝都不利。

▶ 告诉你照顾自己和宝宝的许多信息，将来要做的一些测试和扫描，以及产前护理和生产方面的可选项。

总之，第一次检查程序很烦琐，你还是得接受，因为你至少还需要8个月去慢慢接受这个过程。

产前档案

所有怀孕的准妈妈们都有一套产前档案，一定要好好保管，每次检查时带上，离开时记得带走，以便紧急情况用得上。

这些档案上有常用电话号码以及专门针对你的忧虑给出的建议。

如果你对怀孕期间做的这一系列测试、扫描和检测有困惑或忧虑的话，别急，不只你一个人这么想。值得提醒的是，并非所有地区都提供一切检查，所以建立产检档案时，要弄清楚你能做的检查是什么。

B超检查是必要的

多亏了现代发达的科技，你至少有一次机会能通过超声波检查看到宝宝出生前的样子。多数准爸准妈们第一眼模糊地看到他们的小家伙时都非常骄傲和激动，哪怕实际能看到的是像一小团一点儿都看不出人样的"果酱"。

依照英国国家卫生与临床优化保健研究所（NICE）的指导，怀孕期你应当能进行两次常规B超检查，一次是在第10周至第13周之间，就是人们常说的12周B超。

有些医院会给你打印一张B超照片。有了这珍贵的纪念品，你就可以向其他人展示你的宝贝女儿或者儿子了，但别期望别人看见这模糊不清的小点能像你一样兴奋。你可能听说过三维或四维彩超，能让你看得更清楚、更真切。但一般的个人社会保险里明确不报销这一项。如果你想做三维或四维彩超，就需要找专业的服务机构，这样的机构也越来越多。

做了12周B超，医生就可以测量宝宝大小，从而确定你的预产期，或验证你的估算准确与否。当然B超也会显示你怀了几个宝宝。

显然，多数情况都只有一个——但是，每1 000位孕妇中大约有15位怀有双胞胎，而且差不多一年有150位孕妇毫不知情地被告知她们要上演"帽子戏法"了，因为怀了三胞胎。根据需要，你可能会在B超过程中再做一个胎儿颈项透明层检查（NT）。

尽管每个孕妇都应该在12周做一个B超，但仍有少数地方没有按照规定提供此项服务。有些夫妇选择自己找地方做，一般花费在100～150英镑（合

890～1335元人民币）。

无论你是否做了12周B超，一定要在18周到20周之间去做一个B超，那时会更清楚地看见宝宝。这个B超一般叫作异常检测或孕中期B超，主要检查宝宝是否有异常（尽管这也无法保证查到每一个潜在问题），并查看他的生长情况及胎位是否正常。经过专业培训实施B超检查的医师通常会把能看到的部位都指出来，像宝宝的小脊梁、小心脏，尤其是小心脏，你还能看见它跳动呢。他脸部的轮廓能辨别得出，小手和小脚也能准确找出。

万一有任何异常，他们都会对你做更多更详尽的检查。要是有些情况需要观察，如低置胎盘（前置胎盘的一种），你得在以后至少再做一次B超，确保它最终移位上去。

> **医学资料**
>
> **胎盘前置**
>
> 胎盘是一个神奇的器官，是宝宝的生命支撑者，它通过你的身体向胎儿输送血液和氧气。有的胎盘在怀孕妈妈的子宫里处于比较下部的位置，会覆盖或倾向于覆盖子宫颈口。通常情况下，宝宝出生前低置的胎盘会慢慢回到正常位置，但仍有10%的例外，会形成胎盘前置。这样就危险了，可能会引起大出血，所以你的医生需要密切关注你的情况。如果胎盘将子宫颈内口大部分或者完全覆盖，你就需要采取剖宫产。

做B超会疼吗

做B超是完全无痛无风险的，但这也取决于B超医师的技术和胎儿的位置，当医师需要确定胎儿的位置时，你可能会有点不舒服。不过，做B超时得憋尿，让膀胱鼓起来，有助于将子宫压到表面，更清晰地显示出来。考虑到产前诊室忙碌的状况，加上多数怀孕妈妈的膀胱功能紊乱，做B超前的等待可能会比较难受。

另外稍微不舒服的一点是肚子上涂的探头滑动凝膏太凉了。

检查医师通常都不说话，专注于寻找胎儿的位置和进行检测。他们严肃的表情可能让你瞎想是不是出什么问题了，别紧张，平常就是这样。一旦做完了，他们就会告诉你具体查到的情况。

先天愚型筛查（唐氏筛查）

现在，所有的孕妈妈都能得到一定形式的唐氏筛查。先天愚型是一种染色体疾病，每年1 000个新生儿中大概就有1个患这种疾病。孕妈妈年龄越大，宝宝患这种病的概率就越大。20岁左右的妈妈，宝宝患病率为1/1 500，30岁左右为1/900，40岁左右为1/100。唐氏筛查是可选项，有的夫妇会觉得没必要做。但是，如果检测出宝宝有先天愚型，还有时间做出权衡，甚至可以提前为孩子的情感需求和实际需要做准备。

最初的筛查可能无法准确地判断宝宝是否为先天愚型，但会显示出风险的大小，只有大约3%的检测不准确。不过要记住，风险高不代表宝宝就患了这种病，同样，风险低也并不意味着毫无风险。

先天愚型风险的高低是通过血液检测或B超检查（一般称为颈项透明带检测或NT）进行的，或者二者兼有。究竟选择哪种检测方式取决于你产检的医院，有的夫妇会选择自行解决。最近，有些地方已经开始在12周做B超时进行这种检查。这种测试也被称为无创性产前测试，如果你的医院没有这项检查，也可以自己找地方检查。结合你的B超结果，这种检查预测唐氏综合征风险的准确率达99%，但准确率低于染色体综合征。这个测试要等几天，最多两周你就会等到一个电话通知，而其他检查一般在当天就能拿到结果。

如果你最初的检测结果是高危险的，你还要进一步进行一项确诊性检查，但这个检查是有流产风险的。你要搜集更多的信息和寻求帮助，确定是否要做这个测试，这是一个艰难的选择。归根结底，还是由你和丈夫共同决定。

有两种检测方式：羊膜穿刺术和绒毛膜绒毛取样（CVS）。羊膜穿刺术包括B超扫描和胎位检查，将非常细的针插入子宫取羊水检验；绒毛膜绒毛取样（CVS）与羊膜穿刺术方法类似，只是取样的是组织，而不是液体。这两种方式都会引起不适。

羊膜穿刺术当然不是一件容易的事。"倒是不怎么疼，但感觉侵略性很强，生理和心理上都会有这种感觉"，潮妈艾莉森这么说道，"我瞅了一眼显示器，感觉一根大针刺进了我儿子的脑袋，当时我就一阵眩晕，过程很快，没等我意识到就已经结束了。"

平均来看，羊膜穿刺术引起流产的概率为1%，而绒毛膜绒毛取样（CVS）引起流产的概率是1%~2%，做之前还是要考虑这个风险的。"我儿子得先天愚型的风险很高，所以我做了羊膜穿刺检查"，艾莉森解释道，"我哭了好几个小时，坚持不做有流产风险的检查。但当医生告诉我，每个医院的检查风险是不一样的，他们医院的风险要比其他医院低，我就做了。我很庆幸我做了，结果是阴性的，也就意味着我可以放松享受余下的怀孕时光了。"

你可能要等一个多星期才能拿到结果，不过幸运的是，多数都是阴性的。如果是阳性的，他们会给你提供更多的意见建议，好让你做好下一步打算。

> **医学资料**　　　　　　　　　　　　　　　　**唐氏综合征**
>
> ● 唐氏综合征以第一次描述这种病症的Langdon Down医生命名，是一种染色体异常疾病，得病率为千分之一。
>
> ● 患儿具有明显的特征，如出生体重轻，眼外侧上斜，头前、后径短，身体症状包括软关节、肌肉张力差，视力、心脏、消化系统都可能存在不正常等。
>
> ● 患儿一般比正常儿童发育慢，还有一定程度上的学习障碍。
>
> ● 唐氏综合征目前尚无治疗方法，通过医疗和服务可以提高他们的健康和生活质量。

怀孕期间大多数检查都正常，但有时会发现重大问题或潜在问题，这可能是令人担忧的，甚至是毁灭性的。如果你需要，一个叫作"产前检查结果与选择"（ARC）的机构会帮助你。

> **NO** 你通常不会做的检查
>
> B型链球菌（链球菌或GBS）是一种常见细菌，约有1/4的孕妇会携带这种细菌，一般无害。但是，它可能在生产时由妈妈传染给胎儿，有时会产生非常严重的问题。据B型链球菌研究慈善团体统计，每年有75个胎儿死于初生GBS，40个遗留下长期健康问题。
>
> GBS偶然会在其他检查过程中检测出来，一旦发现，你生产时医生会给你用抗生素，这种方法能大大降低胎儿感染的危险。

从现在起，戒烟限酒吧

有的人非常谨慎，怀孕前就已经戒酒了。好多人都是怀孕前还狂饮着呢，直到有一天发现其实早上感到的酒味是妊娠反应。在不知情的情况下喝了酒，可能你一下子就有负罪感了。别担心，从现在起，别再饮酒作乐就是了。

发现怀孕前大醉，会影响宝宝吗

可能性很小。在你不知道自己怀孕的情况下，自己灌了一大杯灰比诺酒，那也没办法，总不能打自己一顿吧，再说那也无济于事。

许多妈妈都经历过这种情况，实际上要不是酗饮醉酒，估计好多宝宝还怀不上呢。所以，估计饮酒并不会造成什么伤害，但知道自己有孕在身，还是要少喝酒。要是你实在喜欢，怀孕期间偶尔来一点儿酒饮料也是可以的。

当你发现怀孕了，那么就请无条件的戒烟吧！关于怀孕吸烟的危害以及相关信息，请参见本书第四章的"怀孕要戒烟吗"一节的详细内容，这里不再赘述。

此外，发现怀孕后，药物要戒吗？通常，不同的药物风险也不同。但不管怎么说，一般只吃一次是不会伤害宝宝的。不要乱吃药，如果你真的有需要，可以告诉你的助产士，向她们寻求帮助。

> 检查出怀孕的前一周，我有一个临时工作，在酒吧待到深夜两点，喝了很多啤酒、白酒……可能潜意识里我知道这是我一段时期内最后一次喝酒。当我拿到检查结果的时候，我想：糟糕，怎么办呢？从那刻起，我决定我的孕期再不碰任何酒精了。
>
> 维基

报名参加产前培训课程

如果你希望参加英国全国生育联合会（NCT）的产前培训课程，那么现在立刻报名吧。NCT的课程为各地家境宽裕的准妈妈们所喜爱，所以总是人满为患。因此，不要迟疑，立刻与NCT当地的办事机构联系报名吧。

如果你没能参加NCT的课程，或者无力承担培训费用，助产士或医生会告诉你在当地什么地方可以参加英国国民健康服务（NHS）的课程，不过往往是在接近预产期的时候才参加。社会上还有越来越多的私人产前培训，其中许多是由独立执业的助产士，同时是在高级酒店利用非常宝贵的周末时间开办的（非常奢侈，如果你条件允许的话）NHS的课程，经常也被称为父母技能培训班，由助产士进行讲解,大多会讲一些基础性的内容。由于经费和人员的问题,这种孕期培训课程的内容和可参与性往往得不到保证。

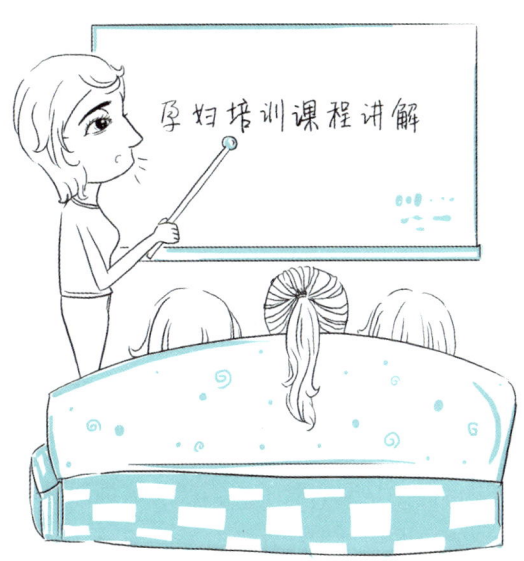

另外,NCT的课程由经过专业培训的讲师负责,采取小组授课的方式,有时是在讲师家中进行,让人感觉非常亲切。不同的讲师见解各异,但你明显可以感觉到在NCT更强调顺产和母乳喂养,对于许多人而言,这无形之中增添了压力。我非常幸运,遇到了一位非常好的NCT讲师,她大方地分享了自己亲身经历的所有分娩过程——第一次是意外剖宫产,第二次是在医院顺产,第三次是在家中分娩。她非常乐观和开明,坚持认为所有的生产过程都是一份宝贵的经历,而这些你都可以从产前培训课程中学到。但并不是每个人都有这种经历。

不过,更重要的是,在你参加当地的培训班后,会遇到很多热切的父母以及准父母们,你有机会找到志同道合的伙伴,至少可以找个人交流一下内心的感受,你们之间甚至还有可能建立起长久的友谊。在NCT的课程上遇到"终生的好伙伴"是可遇不可求的,有人找到了,有人却没有。然而,无论你参加哪种产前培训课程,当初为人母,大家聚成一个小组共同经历这段紧张而又独一无二的孕期时,会让你倍感亲切。这也意味着,当你的孩子出生后只有两星期大的时候,如果不确定他的便便颜色是否正常,你可以在凌晨3点找这些伙伴求助。

> 我的NCT学习小组共有6对父母,其中5个人最终都是剖宫产。事后来看,原来我们对顺产的高谈阔论简直毫无意义!不过,遇到一些人,共同去经历这段美妙的时光才是最重要的。
>
> 黛比

各种各样的产前培训课程各有优劣,不过大多数情况下,它是你获取信息的有效途径,可以帮助你在精神和身体上同时做好分娩的准备。尤其是,它可以激发你丈夫的兴趣——在怀孕后期,他会对不断长大的宝宝产生一点点兴趣,因为宝宝孕育在你的肚子里,而不是他的肚子里。产前培训课程可以让这个即将出生的小人儿更加"真实"和近距离地展现在他父亲的面前。总之,如果你希望参加课程,就不要偷懒了。

选择分娩地点

可能很早你就会被问及希望在哪儿生产,而且会给你住所周围的选择(不过,如果你坚持去别的地方分娩,也可以离开周边去别的地方)。一旦你确定了分娩地点,医生或助产士就会为你预约。你如果还没有想好,其实也没必要立刻做出决定。因为即使你已经决定了,最终也有可能还会改变主意。通常,在英国关于分娩地点,主要有3种选择。

- 会诊医生牵头的医院产房。
- 助产士主导的专科医院。
- 在家分娩(由于国内在家分娩的情况少,故本书只讨论前两种)。

多交流,别独自经历

怀孕是两个人的事,但有时却只有你自己经历这个过程。如果你是一个人(或与他的关系不太稳定,且这种情况会持续很长时间),你会更加担心未来。很可能你会比别的孕妈妈承受更多艰难,却没人陪你一起渡过难关。单身妈妈凯米证实道:"我知道这很艰难,当我意识到我要一个人去经历的时候我非常担心,但我知道我有一个充满爱的团队:我和我的宝宝。"

现在该求助于你周围的人——你的家人和朋友,获取他们的支持,至少不用自己一个人去做B超,电话的那头总有人会嘘寒问暖,关心、慰问你的疼痛、疲惫或恐惧。也有很多组织和网站会提供很多有益的信息和建议,值得去试一试。

怀孕是件好事情

你经历的所有这些早孕反应、蜂拥而至的信息、没完没了的问题以及起伏不定的情绪，或许会让你情绪低落，但现在该提醒自己，其实怀孕并非坏事。那么，怀孕有什么值得高兴的理由吗？看看下面这些吧！

- 一段时间不受"大姨妈"打扰了。
- 不需要避孕。
- 乘坐公共交通工具时可能有座位（当你的肚子大到一定程度，别人让座前不用考虑因误会而伤你的自尊，挺好的）。
- 人们对你非常好，你会得到很多笑脸（有时甚至好得过了头，陌生人都想摸你的肚子）。
- 挺拔的双峰。对于我们这些天生平坦的人来说，从A罩杯升到B罩杯或者更大，绝对是一项大的嘉奖。
- 你每天可以放肆地吃，因为身体需要额外的0.84～1.25kJ的热量，好让自己在孕后期保持足够的精力。

第二章

The second chapter

子宫里的故事：宝贝成长记

你要知道的一点儿科学知识

正中靶心——恭喜你有喜了！停下来想一想，太不可思议了：两个人，一次交欢，一个新生命就此产生了。你如果探究这一现象的科学原理，可以这么解释。

- 你在排卵期排出的卵子与他的精子结合在一起，形成一个细胞，又叫受精卵。
- 这个受精卵会接着分解成一组细胞，通过输卵管送到子宫中。
- 两三天后，植入开始，也就是说，受了精的卵子开始在子宫内定居。
- 这时它变成一个胚胎，从理论上来讲，你怀孕了。但只有再过两周，你才会怀疑自己怀孕，才能测试出准确结果。

自此，9个月的奇妙旅程开始了，迅速呈现出宝宝的生命。每一次怀孕都是独一无二的，你与别的孕妈妈不同，宝宝的体重和身长也会不同。下面会粗略地讲这9个月神奇时光中你体内将会发生的变化。

说孕周

我们通常说怀孕9个月，但医学界一般用40周来计算。因为你的变化如此迅速，用特定的标签来标示你的变化是很重要的。很快你会发现，你是按照孕周和孕期来计算的。

宝宝发育变化，两周两周地看

怀孕是从末次月经开始算起的，也就是说从怀孕前2周。所以在实际怀孕前，你已经"怀孕2周"了。到第6周时，你体内的生命其实只有2周大。

SIX ···· 第 6 周

- 子宫内的小胚胎被一个4～6mm的小包安全地包裹起来，这个小包叫作羊膜囊。
- 宝宝的神经管已经开始发育，最终会发育成大脑和脊柱，重要器官已经就位，心脏也开始跳动了。
- 宝宝有了"小花蕾"，会长出四肢，头的模样逐渐浮现出来，上面的小酒窝会长成耳朵。

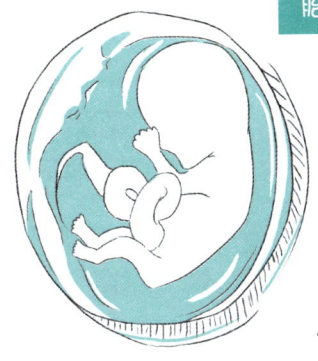

胎盘

部分着床的细胞现在形成胎盘，将妈妈的供血与宝宝连接起来，这样可以将氧气和营养物质通过脐带输送给宝宝。它同样负责将宝宝的废弃物携带出去。胎盘还有助于保护宝宝不被感染，它能运送抗体并分泌维持宝宝在子宫内生长发育所需的激素。

EIGHT 第 8 周

- 宝宝不再是一个胚胎,而是成为一个从头部到臀部长为1.4~2cm的小虾米形状的胎宝宝(在这里,胎宝宝的意思是"小不点儿")。
- 虽然宝宝在羊水(清澈透明的液体)里来回游动,但你暂时还感觉不到他在活动,只有通过超声波检查才可以观察到。
- 他的脸正在慢慢地发育形成,上面有两个小点,那就是他的眼睛。他的皮肤透明,而且薄如纸片。

温馨提示

禁止骑电动车或自行车。车上的震动会影响胎宝宝,一旦跌倒,有可能导致流产。

> 我很吃惊我马上就成为一个妈妈了,我担心这个即将到来的小豆豆,尽管在人前从来没有表现出担心来。
>
> 朱丽叶

TEN 第10周

- 现在宝宝从头部到臀部有2～4cm长了,重约5g。
- 宝宝的头非常大,身体也开始伸直。
- 宝宝的面部器官,包括鼻子和上唇,在继续发育。

温馨提示

据统计,70%～80%的流产发生在第10周左右。因此建议在此期间要避免做剧烈运动,不要长时间站立,避免下腹部用力。

> 我曾经流过两次产,所以这次怀孕我非常紧张。10周B超前,我做了个梦,我听到宝宝的心跳,看到他舒服温暖地待着。我知道,这次一切都很好,也确实是这样。
>
> —— 罗曼

TWELVE 第 12 周

- 现在宝宝从头部到臀部大约有6cm长,重为10～14g。
- 宝宝现在已经完全成形,他的骨架完整,身体器官(包括生殖器官)全部发育。
- 宝宝可以做吮吸、吞咽、打哈欠等动作。
- 宝宝不停地在活动,而你仍然感觉不到这一切。
- 宝宝手指、脚趾分离,开始长头发,不过发色在出生后才会变化。
- 宝宝眼睛完全形成,但仍闭合着。他的听觉开始发育。
- 宝宝已经开始长最初的牙齿,但直到五六个月才会显出来。

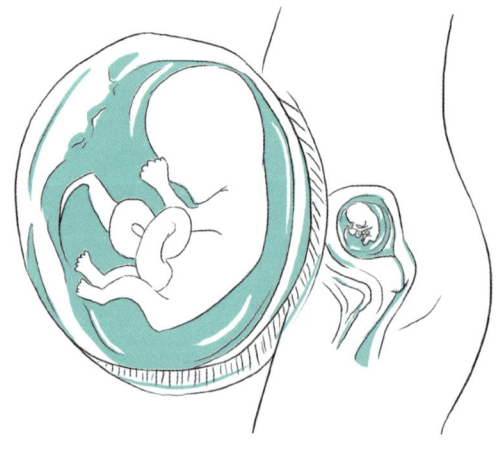

▸ 前 3 个月过后

第13周就是孕期的一个转折点,你已经安然地度过了3个月的流产危险期,失去宝宝的概率大大降低。通常情况下,现在该预约B超了,尽情地享受美妙的孕期和宝宝互动吧,可以安心了。

FOURTEEN 第 14 周

- 宝宝从头部到臀部的长度为8~10cm，重约25g。
- 宝宝有了下巴、额头和鼻子，而且可以辨识出来。
- 宝宝长出一层柔软的体毛，学名叫胎毛，其主要作用可能是保暖，直到宝宝积累足够的脂肪才可以替代它。
- 他已经有了属于自己的一套独一无二的指纹。

温馨提示

孕中期过性生活最好使用避孕套或做体外排精。这是因为精液中的前列腺素被阴道黏膜吸入后，可促使子宫发生强烈收缩，容易引起腹痛或流产。

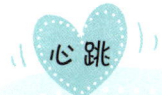
心跳

从现在开始，产检时，医生开始用多普勒——一种手持超声检测仪，探测和监听宝宝的心跳。正常的胎心率（FHR）在110~160，平均每分钟心跳140~150次，一般是成年人的2倍。

SIXTEEN 第 16 周

- 现在宝宝从头部到臀部有10～12cm长，重约80g。
- 宝宝的手指、脚趾和四肢可以活动了。
- 宝宝指甲长出来，而且估计可以吮吸自己的大拇指了。
- 宝宝的耳朵还在发育之中，但可以听到你的声音，而且还能听到你的心跳声和消化系统发出的"咕噜咕噜"声。

第一次胎动

你现在才开始感受到胎动。刚开始就像振动或冒泡的感觉，第一次怀孕的准妈妈，很容易与消化不良的肠胃反应混淆，因此刚开始时往往注意不到。如果你还感觉不到任何动静，也别担心，接下来4～6周的某个时刻你一定会明显地感受得到。

> 我第一次切实感受到宝宝的存在，感觉就像小气泡、小拳头在里面轻轻地打击我。透过超声波我能看见他正像我想象的一样在用小拳头打我。
>
> 曼娜

EIGHTEEN 第 18 周

- 宝宝从头部到臀部长13～15cm，重约0.15kg。
- 宝宝会有拳击、脚踹、反转和扭动的动作。为了打发时间，他还会拿自己的脐带当玩具，去拉、拽、摆动。
- 相对于身体来说，宝宝的头依然很大，但脸部越来越有人形了，甚至已经会做鬼脸了。
- 宝宝的眼睛依然闭着，但对外界的光亮已经有反应了。
- 宝宝开始练习呼吸，为娩出做准备，只不过吸入和呼出的都是羊水。

温馨提示

怀孕中后期会出现"胃灼热感"，尤其易发生在弯腰、咳嗽、用力时。这时饮食不要过饱，进食后不要立即躺下。有"胃灼热感"时，可在睡眠时将头部以及上半身垫高15～20cm。

> 我已经感受宝宝胎动几周了，刚开始还不太确定，后来确定了。更神奇的是，我丈夫把手放在我肚子上时都能感觉到他在动，我感觉他完全震惊到了。
>
> —— 杰丝

TWENTY 第 20 周

- 现在宝宝从头部到臀部有14～16cm长,重约0.27kg。
- 宝宝开始披上一层柔软的外衣,又称为"胎儿皮脂",可以保护他的皮肤不被浸泡。大部分皮脂会在宝宝出生后很快褪去,但也会留下一点儿痕迹。
- 宝宝的听力已经完全发育好,如果遇到子宫外很大的声响,他会跳跃。
- 宝宝的味蕾开始形成。
- 宝宝开始长睫毛和眉毛。

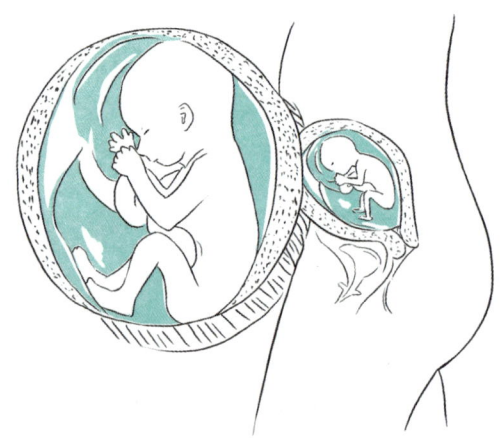

温馨提示

妊娠20周后,孕妈妈的乳头可能会有少许淡黄色的液体流出,这是为产后哺乳作准备的,不必惊慌,注意卫生即可。

TWENTY-TWO 第 22 周

- 宝宝从头部到臀部长为18～20cm，重约0.35kg。
- 宝宝的头和身体大小均衡，比例恰当，是最终出生宝宝的缩小版。
- 宝宝能听到和识别妈妈的声音，所以你可以对他说话或唱歌，他会觉得舒服，甚至会在你遇到麻烦时，安慰性地踹踹你或用手肘推推你。

温馨提示

怀孕6个月之后，心脏的负担开始加重。从现在开始，孕妈妈一定要特别注意保护心脏。除了常规的预防之外，出现水肿、心悸、气短或心绞痛时，要随时进行产检。

我喜欢躺下来看我肚子的动静。真的很神奇，这绝对是整个孕期最幸福的事——感受宝宝在里面踢踢、动动。

马塔

TWENTY-FOUR 第 24 周

- 宝宝从头部到臀部长为21～22cm，重约0.54kg。
- 宝宝的肺功能在增强，继续在羊水中练习呼吸，偶尔你能感觉到他在打嗝。
- 宝宝的皮肤还是皱巴巴的，由于他的体重还没完全达到出生时的标准，所以皮肤还没丰润。
- 宝宝的眼睛已经发育完全。

存活性

从这周开始，宝宝已经被认为能养活了，这意味着哪怕现在生下来，只要在新生儿的重症加强护理病房（ICU）里好好照顾，宝宝就可以存活了。

> 通过怀孕我了解了更多关于我丈夫的事儿。我是一个读者和聆听者，而他不是，他是一个诸如'我开始长睫毛了'之类的评论者，且深陷其中不能自拔。我们在很多方面越来越接近，我知道他比我更难被吓到。
>
> 凯特

TWENTY-SIX 第 26 周

- 宝宝从头部到臀部长为23cm，重约0.92kg。
- 差不多这周宝宝开始第一次睁眼睛。
- 你会很明显地感受到宝宝在肚子里翻腾、踢踹和练习"空手道"。而且，子宫里的这位朋友经常喜欢在夜里狂欢作乐。

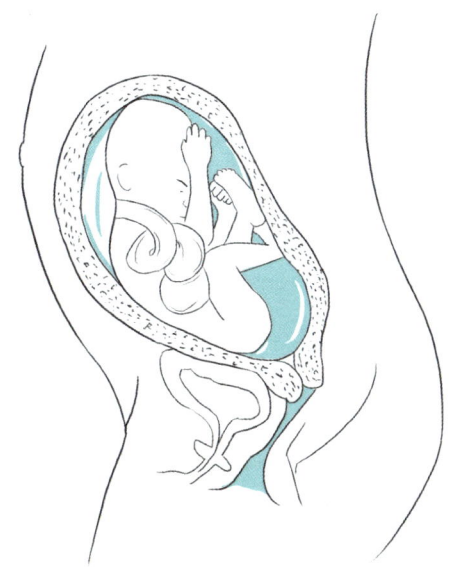

> 我意识到他对声音的反应：交通噪音、突然巨响、音乐（《广告狂人》的节奏他听了无数次）。我被他在里面的个性发展所震惊。
>
> — 曼娜

TWENTY-EIGHT 第 28 周

- 宝宝从头部到臀部长为25cm，重约1.2kg。
- 宝宝的大脑在继续发育，而且开始会做梦了。
- 宝宝的视觉反应非常灵敏。用手电筒照肚子时，他会扭头看看是谁照的光。
- 宝宝透明的皮肤开始变得不透明。

▶ **冲刺阶段**

从本周开始，即将进入孕晚期了。宝宝即将真正占满子宫，且感到越来越挤，你也会感到越来越不舒服。好消息是宝宝现在的存活率已经很高，就算是早产也已经没问题了。

> 我喜欢孕晚期。那时我真的和我肚子里的宝宝有了感应。他在里面活动，你会本能地抚摸你的肚子。你知道他喜欢什么时候睡觉和活跃。你能感受到他打嗝或者伸展，你再也不会像他在你子宫里时这样本能地接近他的身体了。宝宝一旦出生，你会因为他的安全感到无助。
>
> 黛比

THIRTY 第 30 周

- 宝宝现在从头部到臀部大约28cm长，体重基本上也有1.36kg了。
- 随着肌肉的发育，宝宝皱巴巴的皮肤开始舒展。
- 宝宝的肺部和消化器官基本发育完成。

孩子动静的担忧

你会发现宝宝动得比以前少了。关于这一点，请不必担心，只是因为地方小了，施展不开他的"水上芭蕾"。很多孕妈妈发现宝宝静下来或不怎么动了，尤其是那些原来处于亢奋状态的宝宝停下来了，心里就会非常着急。其实宝宝动静不定是很正常的，基本不用操心。大致原则是一天能感觉到宝宝踢踹10次以上，但更重要的是宝宝有自己的规律，这样有变化了才能更好把握。如果在宝宝平常最活跃时段感觉不到他常规量的活动，试着安静地坐下来，喝一杯冰水——膀胱充满冰凉液体时，会轻轻推动宝宝，刺激他的活动。如果他仍不动，你又担心，那就找助产士说明情况。

> 有时我会被他吓到，我想起来好像好长时间没感觉到他的胎动了。我就会喝杯可乐，或者喝杯凉水，戳戳我的肚子，好把他唤醒。通常他会因为我打扰他睡觉而踢我几下，真是让我松一口气。
>
> —— 苏菲

第32周
THIRTY-TWO

- 宝宝从头部到臀部约有29cm长，重约1.8kg。
- 宝宝现在可能是头朝下，为分娩做准备，但还有可能翻转过来。
- 宝宝的睡眠时间变得很长，所以你也许会发现他比以前安静多了。
- 覆盖宝宝身体的胎毛开始脱落。

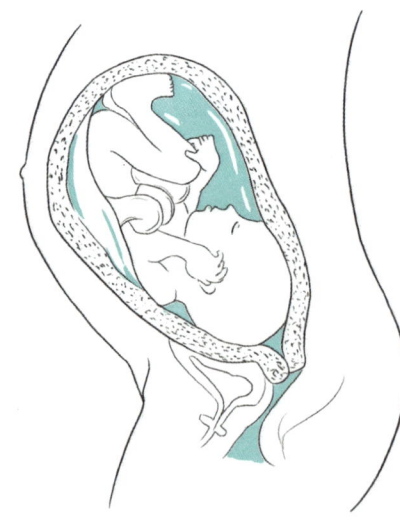

位置是第一位的

助产士会在日常检查中仔细触摸你的肚子，密切关注宝宝的位置。如果预产期临近，宝宝还没进入预定跑道，那么在英国产科医生可能会进行一项胎头外倒转术（ECV），避免臀位分娩。在中国，孕妈妈可以试着用一两套操鼓励他自然调转过来（后面章节会介绍）。

THIRTY-FOUR 第 34 周

- 宝宝现在从头部到臀部大约为32cm，大约2.27kg重。
- 宝宝可以睁开、闭合眼皮，眼睛可以聚焦地看着自己面前的手指。
- 宝宝的多数器官都已经完全发育成熟，但肺还需要进一步发育。
- 宝宝开始在皮下堆积脂肪。

温馨提示

孕晚期可在医生指导下进行自我检测胎位。在按、摸的过程中，若感到硬而圆，有浮球感的，则为胎头。若在上腹部摸到胎头，则是臀位。若在腹侧部摸到胎头，则是横位。

子宫里面变得很拥挤

现在子宫里没剩下多少空间了，你可能会被戳到或被捅到。有时会格外地疼，也会责怪肚子里的小家伙。但是，看着或感受着宝宝的小肘或小脚把肚子顶出个大包来，还是外星人的形状，或观察他的活动引起肚皮上的鼓包不断，都会其乐无穷。

THIRTY-SIX 第 36 周

- 宝宝从头部到臀部长约34cm，重约2.75kg。
- 宝宝的大脑和神经系统已经完全发育好了，骨骼开始变硬，不过头盖骨还非常柔软（直到出生后18个月，宝宝头顶还有一片是软乎乎的），这样便于他顺利地从产道娩出。
- 如果宝宝是个男孩儿，他的睾丸会从腹部自然地下移到阴囊内。
- 宝宝的肺部发育很快，再有1周左右就正式发育完成了。即便是现在出生，他也不太可能有什么大问题，甚至都不需要特殊护理。

臀位宝宝

大部分宝宝此时已经转到"头位"了，但有一小部分仍然倔强地保持"臀位"，有些甚至是横位侧身，而且还有些转过来但后来又转回去了。你很快会感觉到下腹的压力，这是由为出生做准备的"胎头入盆"或"胎儿下降"引起的。不过，也有些宝宝到最后一刻才进行"入盆"仪式。

> 大约37周我开始感到宝宝进入骨盆底部。如此低的位置导致我害怕我正在乐购附近转的时候把他掉下来。
>
> 娜塔莉

THIRTY-EIGHT 第38周

- 宝宝现在从头部到臀部长约36cm，体重大约有3.1kg，绝对达标了（第37周是完全发育期）。
- 宝宝会褪去大部分或全部柔软的外层体毛。他会把外层的东西全部吞下去，出生后再排泄出来。
- 宝宝不会那么活跃了，主要是因为子宫里的空间不够。

警惕

是时候留意分娩信号了。关于分娩信号，第九章会有更详细的介绍。

> 38周时，宝宝的劲儿特别大，感觉她想把自己推出来。我丈夫喜欢把手放在我的子宫上，隔着我的皮肤和肚子里的小人儿玩空手道。可以看到她的手、胳膊和膝盖的形状。他不相信她那么有劲，我也没想到。我可怜的器官被她在里面猛击。
>
> ——鲁思

FORTY 第40周

- 宝宝从头部到臀部平均长约37cm。
- 宝宝平均体重为3~3.3kg。
- 宝宝的内脏器官全部发育完整。
- 宝宝现在已彻底成熟,准备好随时娩出了。

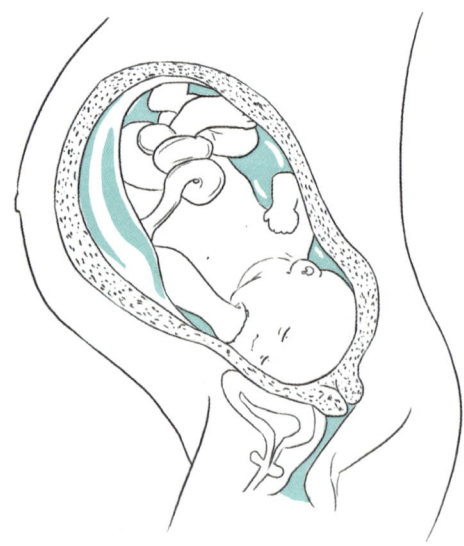

到此为止了吗

有些人的孕期会持续到42周甚至43周。助产士从现在开始会密切关注你的情况,因为有的准妈妈可能需要人工介入。

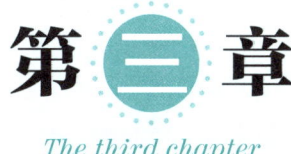

第三章

The third chapter

奇妙的孕期之旅，痛并快乐着

孕期小病小痛，多数是正常的妊娠反应

在罗列出你未来几个月身体可能面临的各种不适之前，我想先告诉你我在另一本书《潮妈》中曾提到的一个最大的好处——你怀孕时，几乎每个人都对你非常友好，即使你真的不希望，也无法阻止他们那么做，那种感觉就像是某个下雨天的周一的早晨，你坐在公交车上烦躁不安。肚子越来越大，带给你的是一种甜蜜的喜悦之情，就像你的周围撒满糖果一样。即使在你最不舒服的日子里，也经常有一些人会让你觉得你正在做的是一件看似平凡而又不平凡的事情。

> 在家里我像是一颗宝石似的被呵护，我丈夫比以前更照顾我了，大街上的陌生人也很照顾我。每个人像是对待一个珍贵的、微妙的东西一样对待我，我真的很不适应。但我喜欢这种感觉。
>
> 汉娜

那么，现在我们来谈论怀孕除了明显的肚子变大以外，对你的身体来说意味着什么。不过，首先你必须面对有点儿残酷的一个事实——怀孕不是病，但确实有一些怪异而美妙的症状，这主要是大量释放的激素所致，并且为了滋养和携带宝宝，你必须负担额外的体力。讽刺的是，因为药物对宝宝有害，你用药也会受到限制，而且很多时候并没有什么有效的治疗方法。所以，一般孕妈妈们都是微笑着忍受这一切的（不过，我怀疑要是男人负责怀孕生子，估计早有人发明出治疗孕吐的好方法了）。

> 想象一下每天早上都像宿醉后醒来一样。再也不能吃富含碳水化合物的食物了，那就像是发生在昨天的事情。你知道"吃饭是为了两个人"只是一句空话，而身体的每个细胞都渴望吃点儿这种小零食。
>
> 贝卡

总体而言，在前3个月的孕早期，孕激素活动最活跃，导致各种折磨人的症状都会来袭；再就是最后3个月的孕后期，小家伙慢慢长大，在子宫里面踢踹、成长、挤压，千方百计地使劲儿再长大点儿；而中间3个月的孕中期，也就是所谓的"花开"时期，对大部分孕妈妈来说，这是最舒服的一段时间。

当然，不同人孕期的感受也会有所不同。有的人除了稍有不适，不用吃什么苦，有的人则在9个月里把各种症状都体验了。这主要取决于运气、基因以及激素。

但试着从另一个角度来看，就像潮妈克莱米所说，"当回望过去，你会发现很难将孕期的大惊小怪都记住，但当时对你来说简直是地狱"。当你感到难受的时候，就想想这句话。这很快会过去，你的身体有一天也会恢复（尽管略有改变）。

对了，接下来的篇幅我列了一份清单，全面列出了怀孕期间可能突然出现的小插曲。我还列出了一些在孕期可能第一次出现的难以置信的经历。我敢保证，这全是一些正常的小事，不管你会经受多大痛苦，一般都不需要担心。不过，有些症状会是严重问题的信号，我会进行说明。总的来说，跟着你的直觉走，如果你觉得有一些特别不好的情况，求助你的助产士就可以了。

重要提示

如果你有关于身体不对劲儿的任何疑问，问你的助产士或者医生，不要觉得不好意思或太傻，有什么问什么，比如，为什么鼻子会出血，为什么屁股会疼，为什么静脉会突出等，他们对此已经习以为常了。如果你急需咨询或者遇到不能等的紧急情况，拨打24小时急救电话。

孕早期可能出现的症状及对策

（1）肚子疼

发生了什么？为什么会这样？

孕期肚子疼是很常见的症状，虽然很闹心，但是一般不会有什么大问题。最初，会有点儿像是痛经的感觉，那是胚胎在子宫里安家呢。孕后期侧腹或腹股沟有尖锐的刺痛，也是常见的情况，就像是子宫周围肌肉和韧带拉伸的感觉。你也会有便秘或者着凉引发的肚子疼，让你感到非常不舒服。快生的时候，号称布拉克斯顿·希克斯症状（Braxcon Hicks）的假宫缩也会让你感到疼痛或不适。

> 最难受的是牵拉疼痛，我真的很烦，担心有什么不好。我去医院，他们告诉我需要做个B超。当他们告诉我一切都正常的时候，疼痛很快就消失了。
> ——乔

怎么办？

要看是什么原因引起的，但一般的方法都见效甚微。坐一坐、歇一会儿，会好一些。

严重吗？

一般来说，腹痛在出现以下情况时需要注意：持久或非常剧烈；伴随有其他症状，如腹腔定期的紧绷、出血、高烧、发冷、呕吐、尿血或尿痛等。如果长时间疼痛，你就需要去看医生。孕早期出血也可能是宫外孕的症状，如果很严重，你必须寻求医生帮助，因为这可能会危及生命。当然，也有与怀孕无关的原因引起的腹痛，比如阑尾炎，或者因为巧克力吃多了，这就需要通过就医来排除。

孕早期出血

孕早期第一次B超前出血，可能不用担心，就像受精卵植入你的子宫壁，有点儿斑点是常见的。但如果你有点儿担心，一定要密切关注并咨询你的医生。有你需要知道的更重要的原因，比如宫外孕（卵子在宫腔外生长，通常在输卵管内生长）、葡萄胎（一种非常罕见的并发症，即受精卵不发育成胚胎或发育异常，无法存活），或者流产。

在我看来，流产是一件没有得到足够讨论的事情。流产绝对是一种毁灭性的事情，但可悲的是流产率达25%，其中大多数发生在头3个月。我流过3次产，但我也有两个健康的孩子。就我个人经历来说，怀孕与流产是交织在一起的。你必须告别所有的计划、希望、愿望、梦想，你不可避免地憧憬积极的怀孕结果。我知道那是怎么样的一种痛彻心扉，一般来说你不能怪任何人，绝大多数情况下，这是一种自然选择。当你不得不放下的时候，这些知识或许并不能真正地帮到你。

值得注意的是，随着你焦虑的加剧，曾有的流产经历可能会影响你怀孕期间的心理健康。重要的是你要记住，很多女性都有过这种经历，只是她们很少说。

所以，我的建议是：如果你经常情绪低落或内心挣扎，如果你想说就说，当然一定要跟你的私人医生说。一旦你说出来，你就会发现好多人都理解你，并且也都经历过。这就是我为什么发誓不问任何人她们的"怀孕计划"，你根本不知道她们正在经历什么样的生育历程，也没有必要在别人还没有愈合的伤口上撒盐。如果这种事情发生在你身上，或者发生在你身边的人身上，一定要关注你或者她的心理健康。这种境况下的女性需要从精神上和心理上给予更多的鼓励与关怀。她们需要时间恢复身体，需要时间去悲伤。如果你怀孕了，但又担心会因此刺激到身边流产的朋友，还是不要隐瞒，不要把她当成一个陌生人。这肯定给她带来些许悲伤，但一般只是会在预产期或者纪念日，所以请对她们多点儿耐心和友善。

（2）贫血

发生了什么？为什么会这样？

多数情况下，孕期贫血是由缺铁引起的。由于对血液供给的需求增加，孕妈妈更容易出现缺铁性贫血。缺铁意味着血细胞的减少，会导致无力、心悸、头疼、头晕或气喘，也更容易受感染。贫血可能影响你孕期的任何阶段，宝宝大脑的发育也需要铁元素的适量供应。

怎么办？

治疗贫血的最佳办法是吃大量含铁的食品。医生或助产士会留意你的贫血状况，并在常规产检时告诉你，也可能告诉你吃些补铁片剂。片剂通常伴有副作用——便秘，你要多试几种，找到适合自己的。你可以选各种铁补充剂，大多数孕期补充剂含有额外的铁。一定要确保你选的铁补充剂明确标示是给孕妇用的。如果你不确定，要和你的医生确认。

严重吗？

大部分情况下，贫血不是大问题，只是会让你感到很疲倦。但是，贫血严重的话，会有大出血的危险，所以需要助产士或医生进一步观察。

（3）焦虑

发生了什么？为什么会这样？

我们听说过产后抑郁症，这一般是生完孩子之后发生的事情。然而，越来越多的人认识到怀孕期间总是焦虑不安或者情绪低落，会增加产后抑郁症的风险。英国皇家助产士学院2015年的统计数据显示，高达20%的女性在怀孕期间或孩子出生后的第一年经历了围产期精神疾病。特别是怀孕后有矛盾心理或者有过流产经历的人，更是如此。英国国家卫生与临床优化保健研究所（NICE）的医疗保健专业人员发布的怀孕指南建议，在常规的产检中应该有关于孕期精神状况的筛查问题，并设置警示标志，需要时给予帮助。

怀孕的担心，不同于一般的"担心"——你不得不度过一个有点儿不同寻常的妊娠期，开始为正在发育的宝宝、未来的生活以及分娩担心……

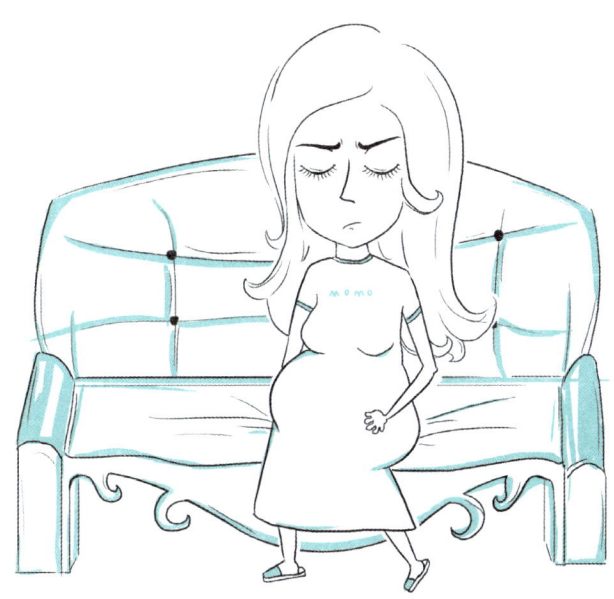

是的，这不是正常的担心，它会以一种消极的状态进入你的生活，因此你需要控制焦虑这种负面情绪。根据孕妇心理健康联盟介绍，围产期抑郁和焦虑症状包括失眠、情绪紧张、烦躁、社交偏执、颤抖、视线模糊、心跳加速、呼吸困难等。如果你意识到自己有这些症状，要和你的助产士或者医生聊聊，别独自承受。

> 我非常惊讶我从一个很随和的人突然变成了一个胆怯和紧张的人，我和我的助产士聊了聊，医生给我推荐了一门认知行为疗法课程，在症状变严重前我试着治疗了。
>
> 凯莉

怎么办？

向别人倾诉，让别人分担一下你的压力。这需要信心，但是如果你很清楚地知道自己的确在大部分时间都情绪低落或者感到焦虑，不要害怕承认。即使你不信任你的伴侣或助产士，也要承认自己内心的感受，试着通过瑜伽、控制大脑、适度放纵自己等方式来调理你的焦虑情绪。任何能减轻你紧张或焦虑情绪的方法都有助于平静头脑，如果你高兴，可以咨询心理医生，他会告诉你一些方法，让你的心理保持健康。

> 我确实对如何为人父母有点儿担心，这影响了我的情绪。我是一个矛盾体，生命中第一次怀孕的过程中有很多不确定和矛盾。
>
> 娜塔莉

严重吗？

如果任其发展，围产期的抑郁症可能会导致产后抑郁症，因此，需要在萌芽状态就将其控制，因为你一定不希望它毁了宝宝出生前这几个月的美好生活。

（4）"婴儿脑"（健忘症）

发生了什么？为什么会这样？

是什么导致了孕妈妈们的大脑更健忘，还是她们想要的太多？这个问题至今没有科学定论。实例研究表明，大约有一半的孕妈妈有健忘症，即俗称的"婴儿脑"或者"孕妇脑"。且这种健忘症可能要伴随你的整个孕期，甚至更久。

怎么办？

除了多记点儿清单，或者保持平静以外，没有别的办法。如果有必要，让他看看这一段，让他理解，且不再埋怨你的健忘。

严重吗？

不严重。除非你忘记的是关煤气或其他要紧的事儿。本书第五章"科学应对工作压力"一节中详细提供了一些对付"婴儿脑"（健忘症）的办法，供孕妈妈参考。

（5）更大、更敏感的胸部

发生了什么？为什么会这样？

激素变化、血液增加和催乳素的分泌都会让你的胸部在孕早期变大。这可能是好消息，也可能是坏消息，取决于你乳房原始的大小。但有个确定的坏消息就是，在胸围变大的同时，胸部也会变得更加敏感和不适。之后，甚至还会有点儿初乳分泌出来。但你要习惯这些变化，这只是开始，因为生下宝宝后，你的胸部会鼓胀到极点。

怎么办？

▶ 给自己买件新胸衣。你的罩杯很可能增大了一个码号，所以要购买舒服的、合适的胸衣。好的胸衣能最大限度地减轻乳房下垂——许多女性都会面临这个问题。

▶ 孕期多量几次胸围，整个孕期你的乳房会增大 3 个码号。

▶ 如果真的很不舒服，你可以在夜间穿纯棉的睡眠胸衣。

▶ 轻轻对乳房做按摩，也会有所帮助。但有人的乳房甚至连碰都不能碰。

严重吗？

不严重。如果本来就疼，丈夫还摸，那就会更疼。

（6）牙龈出血

发生了什么？为什么会这样？

激素水平变化会引起牙龈肿胀，而且牙齿会变得比平时更加敏感，有时还会导致酸痛和出血，即常见的牙龈炎。

怎么办？

▶ 认真做好牙齿护理，将牙菌斑降低到最少。

▶ 每天用含氟牙膏刷牙齿和牙龈至少两遍，每遍最少两分钟（即使出血也要坚持），别忘了用牙线。

▶ 市场上有不少漱口水，牙医可以给你推荐一款合适的。

严重吗？

若置之不理，牙龈炎会严重腐蚀牙齿和牙龈，这可不是可以一笑而过的事。

（7）气喘

发生了什么？为什么会这样？

许多女性在怀孕的某个阶段会感觉呼吸困难。这是正常现象，因为肺部需要承担更大的工作量，供应额外的氧气，而且不断变大的子宫会压迫隔膜，而隔膜正是协助控制呼吸的肌肉。

怎么办？

没什么好办法。这很正常，也无害。但如果气喘突然发作，别害怕，坐下来休息一会儿就好了。

严重吗？

通常来说，不严重。但气喘也可能是贫血或者肺部感染（肺栓塞）的症状，如果还伴有心悸、胸口痛、咯血等并发症，你应该告诉你的助产士。

（8）便秘

发生了什么？为什么会这样？

孕期造成便秘，通常有两个原因：一是激素使得消化系统消化能力减弱，减缓对食物的处理；二是变大的子宫对肠道和臀部的压力。如果你本来就容易便秘，那么在孕期受到的影响更大，况且晨吐又让你无法保持饮食平衡，因此便秘情况只能更加糟糕。

"前3个月我便秘得难受死了。"潮妈亚历克丝回忆道，"最后靠吃无花果来通便，但结果又弄成腹泻。太不爽了。"

怎么办？

▶ 解决便秘的最好方法就是吃大量富含纤维的食物，比如全麦面包、水果、蔬菜和豆制品等，最重要的是要大量喝水，保持肠道畅通。

▶ 定期进行轻缓运动，比如散步、游泳、瑜伽等，都会有所帮助。

▶ 便秘是补铁片剂常见的副作用，所以如果你因治疗贫血正在服用补铁片剂，那尽量停用或更换其他药物。

▶ 情况很糟的时候，温和的泻药会有一定作用，但一定要按照助产士或医生的处方来食用，因为有些泻药的药效很强，不适合孕妇吃。

严重吗？

不严重。但若是得了痔疮，会非常痛苦。

（9）抽筋

发生了什么？为什么会这样？

孕期为什么会突然出现腿脚抽筋？关于这个问题，虽然还没有明确的定论，但有几个公认的诱因：肌肉疲劳（身体其他肌肉那么辛苦地支撑你这逐渐变笨重的身躯，当然要有所付出了）；镁或钾缺乏；膨胀的子宫对肌肉神经的压迫。

怎么办？

▶ 坐着或者站着的时候，不要交叉腿。有机会就多伸伸腿、动动脚，使腿脚处于活跃状态。

▶ 如果突然抽筋，试着伸展抽筋的腿，扭扭脚踝，或者在屋子里转转、走走。

▶ 轻揉肌肉，也会有帮助。

▶ 保持饮食平衡，有助于补充缺失的矿物质。但服用补充剂前，一定要得到助产士或医生的允许。

严重吗？

不严重，就是有点儿郁闷。往往出现得比较短暂、急促，孕期之外一般不会发生。如果抽得厉害，持久性的腿疼，还伴有浮肿等其他症状，就需要和医生联系，因为这很可能是深静脉血栓的症状。

> **医学资料** **血栓**
>
> 大约有千分之一二的孕妈妈会在孕期或产后初期有凝血块，这段时期得血栓的风险比平时高5倍，因为凝血或血流方式改变了（一些人因为家族遗传因素更容易得血栓，因此一定要提前将家族病史告诉助产士或医生）。
>
> 最常见的血栓为深静脉血栓（DVT），凝血发生在深静脉中，多在腿部。其症状主要为腿部疼痛、敏感、肿胀，腿的颜色可能变成灰蓝色或紫红色。出现任何一种情况，都要及时告诉你的助产士或医生。所有孕妇都要在孕期或分娩时检查血栓情况。
>
> 有一种叫肝素的防治血栓的药，这种药不影响胎儿发育或哺乳。医生可能会要求你每天注射一次肝素来阻止血块形成，也可能让你穿压力袜来减少血液循环，减少肿胀。总之，及时治疗非常重要，否则会引发一种叫肺栓塞的危险并发症，严重时会致命。

（10）疲惫

发生了什么？为什么会这样？

对很多第一次做妈妈的人来说，这是一个很严重的问题。头3个月的疲倦会让你觉得自己就像是被货运列车撞到了一样。想象一下，头3个月你的身体像是在炼丹，尽管这期间你的身体不会有很明显的变化，但身体里一个个小细胞作为身体的一部分，最终呼呼地变成一个小人儿，你就会明白这段时间你为什么会这么累了。后期体重的增加也会使你很累，临产时你就像背着几包糖的一个大口袋（包括宝宝、子宫、胎盘和羊水）。这种疲倦也会混合在其他妊娠反应中，如失眠、恶心、胃口差或不爱运动。但疲倦也有可能是贫血的症状，所以如果真难受，还是找助产士咨询一下吧。

> 头3个月的疲劳超乎想象。我不理解我的身体是什么状况，我也不知道到底还会多累。我预料到了后期我拖着沉重的身躯会很累，但是头3个月身体表面上看不到任何变化，搞不明白为什么还会那么累。
>
> —— 妮可

怎么办？

没有什么办法，尽可能多休息。尽量早睡，让你的另一半或其他人操持家务，毕竟你有了犯懒的理由。

> 这个世界上最糟糕的事情就是疲惫。头3个月的前6周，我甚至站都站不到10分钟，更别说抬胳膊或洗头发了。那是我经历过的超乎想象的疲惫，我甚至都想死。我觉得我在慢慢地、无情地丧失我的能量。
>
> —— 碧翠丝

严重吗？

不严重，除非你在危险的地方睡着了。

（11）饮食爱憎分明

发生了什么？为什么会这样？

孕期的食欲很搞笑，但确确实实存在。潮妈梅丽莎就喜欢吃橘子和墨西哥腊牛肉，佐伊就惦记着烟熏鲭鱼和菠萝。有些孕妈妈非常讨厌某些食物，它们多为咖啡因、酒精、油腻和辛辣的东西。究竟为什么会这样，谁也说不清。但有人认为，可能是进化机制帮助孕妈妈获取所需，或是宝宝营养缺乏而传达的需求信息。

怎么办？

大部分食欲是无害的，偶尔放纵一下也无妨。不过，要是你想吃的全是灌装冷烤豆或者巧克力饼干之类的食物，为了健康着想，还是尽早停下来吧。

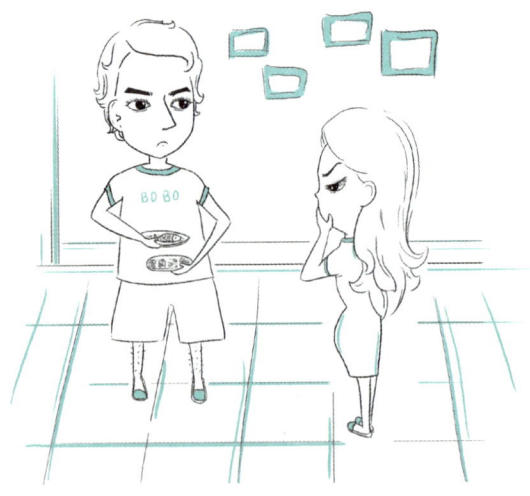

严重吗？

如果对非食物的东西产生渴望，这是一种怪异的心理异常现象，称为异食癖。不用说，想吃某种不能吃的东西，绝不是什么好事。

据说有些孕妈妈非常渴望吃一些古怪的东西，比如沙子、香皂、海绵、烟头、火柴、石膏、泥巴、砂纸、橡胶等，惦记着不能吃的东西，也许更多的是冲着这些东西的质地去的，而不是东西的味道，所以你可以咀嚼一些"咔嚓"响但又没有太大危害的东西，比如说冰。

（12）多毛

发生了什么？为什么会这样？

造成这一现象的原因仍然是一些可爱的因素——激素波动。怀孕期间，毛发可能会增多，对头部来说通常是好事（头发也会显得非常油，或乐观来看，头发会显得更加光亮），但对脸和身体其他部位来说，并不是什么好事。有些人在孕期则刚好相反，她们的体毛会减少，还会掉更多头发。

怎么办？

对常用的脱毛程序要求更高——上蜡、拔、剃都还好，但在用脱毛膏前要先做皮试，因为孕期皮肤更敏感。虽然无证据表明电针和激光治疗对宝宝有害，但医生还是建议少用。

也就是说，还是轻松面对多毛的身体吧。别担心，女人一生中没有几次可以不用管发胖、长斑和多毛的机会，这是一个绝妙的理由。再说，你有没有试过挺着38周的大肚子给自己的比基尼线上进行蜡脱毛呢？

严重吗？

不严重。顺便说一句："肚子上毛多就会生儿子"的说法不靠谱。

（13）头痛

发生了什么？为什么会这样？

经常性头痛也是孕期的一种常见症状，其具体原因不明。很可能与激素变化和血液的供应变化有关，其他因素如恶心、脱水、鼻塞、失眠和压力等，也和头痛有关联。头痛伴随了我整个孕期，但前3个月最厉害。

怎么办？

▶ 如果你感觉头痛，就躺一会儿，最好找个稍暗的地方休息一下。薰衣草头垫或冷却眼膜，对缓解头痛有神奇疗效。

▶ 医生一般不建议孕妇用药，如阿司匹林和布洛芬是禁药。

▶ 要是平时就容易头痛，要多睡觉、多休息，吃好点儿，多喝流质食物，做好预防。

▶ 最好远离咖啡因。

严重吗？

如果你频繁头痛，或者头痛、偏头痛发作得很厉害，还出现视线模糊、呕吐或肿胀等反应，一定要告诉助产士，这有可能是子痫前期的症状。

医学资料：子痫前期

怀孕期间血压升高是很正常的，但约有10%的孕妇会患子痫前期。这是一种潜在的孕期严重高血压，会有尿蛋白，胎儿也会比正常的小。通常，子痫前期会在孕20周开始出现，较易在常规产检尿检或测血压时发现。由于存在子痫前期的风险，任何阶段出现高血压都会被严密监视。

子痫前期的症状包括头痛、手脚肿胀、视线模糊和呕吐等。如果被诊断为子痫前期，你可能会被建议留院观察，1%~2%的患者会加重，一旦加重，会给你和宝宝带来很大风险。对孕妇来说，子痫前期可能会诱发致命的并发症，包括子痫（抽搐）、中风、肾衰竭、肝损伤和凝血体系崩溃；对宝宝也有很大威胁，会导致宝宝宫内发育受阻（IUGR），引起缺氧，甚至死亡。医生会给你开降压药，但唯一的治疗方式就是终止妊娠。这也就是为什么医生会建议你住院，为的是密切观察你和宝宝，必要时安排早产。

（14）情绪波动

发生了什么？为什么会这样？

你最亲的人会证明，你孕期的情绪波动非常大。这段时间不见得就像大家说的那样特美好，充满微笑，偶尔感觉痛苦也是很正常的，要怪就怪那些激素刺激着孕妈妈的心理和生理。你自然有许多要操心和担心的事情，比如有时候你会被恶心、悲痛或被本章提到的其他问题折磨得不堪其扰，但还是直面它吧，否则只会更糟。

怎么办？

▶ 振作起来吧。情绪波动多出现在孕早期，但一过了头3个月就会平息下来。

▶ 多休息、多睡觉，找找能让你高兴起来的东西分散一下精力，如一本好书、一部好电影、一些放松活动，或者与朋友聚聚。

▶ 向他人倾诉你的苦恼，特别是那些善于倾听的人。

严重吗？

一定的情绪波动是正常的，但是医疗保健专业人士越来越意识到围产期抑郁症是一个问题。我们都知道，孕期心情非常低落的妈妈得产后抑郁症的可能性更大，所以如果你长时间心情低落就要向助产士或医生说明，医生可能会让你去做心理咨询或给你开点儿药。

> 我很少为一些愚蠢的事情哭泣，但孕期哭泣的次数确实在增加，这周早些时候我在听《朋友之爱》那首歌的时候，居然发现自己听着听着竟然哭了。
>
> 茱莉亚

（15）晨吐

发生了什么？为什么会这样？

85%的孕妇会孕吐。通常会从第6周前后开始，一直持续到第15周左右，但有的人也会一过第12周就神奇般地不吐了。其实，"晨吐"这个叫法是不准确的，好多时候一吐就是一天，或者有的只在下午或者晚上吐。有些孕妇是真吐，有些则是感觉恶心、干呕。不管怎样，让人郁闷的是孕吐没完没了，有时连着几天、几周吐，甚至几个月都不间断地吐。对我个人而言，晚上孕吐最严重。潮妈朱丽叶每天都在吐，连着吐了16周，真是糟糕透了。

> **詹**
>
> 恶心：我每天早上6点不穿衣服就开始哭着祈祷。我很幸运没有其他症状，但是我晨吐，尤其是我饿的时候，感到更恶心。
>
> ---
>
> 我头3个月非常糟糕——我非常难受，从第5周开始，直到第14周结束。确切地说，我没有生病，但是感觉很糟糕。我看到蔬菜就恶心，受不了它的味道、质地、气味，整个孕期我靠吐司度日，其他东西我都受不了。
>
> **贝拉**

医生也说不清孕吐究竟是怎么回事，只知道是由于激素原因引起的。也有进化论如此解释：恶心、呕吐是一种阻止孕妈妈吃有害物质的自然反应。无论怎么说，孕吐都是孕期十分烦人的一件事，尤其当孕吐还伴随着疲惫无力等症状时。胃口也经常受影响，有的孕妈妈甚至连看都不能看食物，但又担心宝宝因此营养不足。

事实上，晨吐是不会伤害宝宝的（说起来容易做起来难）。也有人认为，晨吐和孕期体内绒毛膜促性腺激素（HCG）水平升高有关，而这个激素也在滋养着宝宝,直到孕12周左右它才把这一任务交给胎盘,所以有理论称孕吐会降低流产的风险。不过,要是你没有孕吐反应你也别着急,因为并不是所有的孕妈妈都会孕吐。

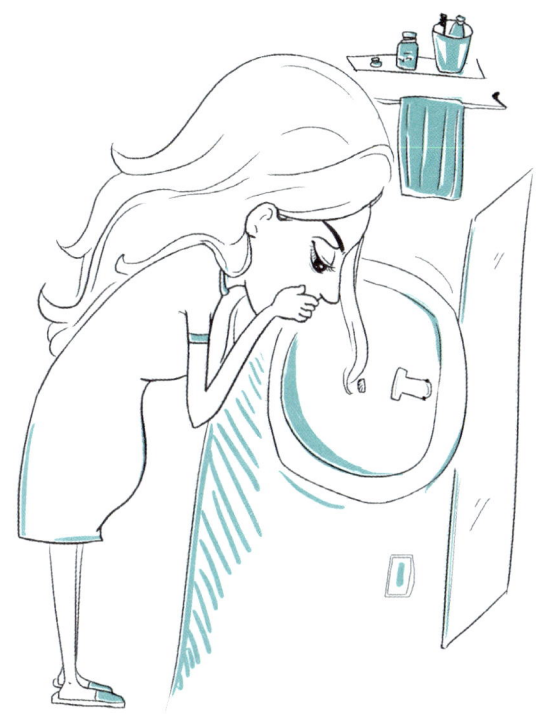

> 连续的恶心、呕吐是一件恐怖的事情。我本身就是一个精力不太好的人,所以怀孕后的我非常虚弱。每天闻见拥挤的人群身上的味道,我都想哭,所以我必须远离人群。我每天提醒自己我没有病,我只是怀孕了,但是这二者之间并没有什么不同。
>
> 贝卡

怎么办？

▶ 能吃还是尽量要吃（说起来容易做起来难）。如果你看不了过多的正餐，那就少食多餐。不断尝试，找到你能吃下的东西，但最好避免辛辣和油腻食品。很多人能吃吐司、消化饼干、谷类。

▶ 如果你一点儿都吃不下，那就得多喝水，不能脱水。特别是你真吐的时候，就需要补充足够的水分。不少孕妈妈选择没气的可乐，也是可以的。

▶ 姜可能是个有益的办法，试试吃点儿姜汁饼干或者喝点儿泡生姜水。

▶ 也可以尝试佩戴按摩带，将其系在腕上，据说向下推某个穴位时恶心会减轻。专业药剂师和大的保健商品店里都有按摩带。

严重吗？

只有当妊娠剧吐的时候，才会比较严重。我们可爱的凯特王妃两次怀孕都有妊娠剧吐，为此还住进了医院。要是呕吐伴有其他症状，如发烧或疼痛，就要咨询医生，以防是别的病引起的。

医学资料 — **妊娠剧吐**

孕期过度呕吐的症状被称为妊娠剧吐。虽然对宝宝无害，但却会引起严重脱水，严重的话还要送到医院，而且常常会导致体重减轻。最痛苦的是，它通常被视为普通孕吐，只是被当成"怀孕那些事之一"。但如果你遭受剧吐之苦，还是要重视起来，向富有同情心的健康专家咨询，针对剧吐的治疗方法还是有的。

（16）骨盆疼

发生了什么？为什么会这样？

由于松弛素的释放，骨盆关节会松动，以腾出地方供宝宝出生时使用。不爽的是，这种频繁的松动会使骨盆区及臀部、腿部及后背下部疼痛，活动时还会听到关节磨碰的"咔嗒声"和"吱吱"响。这就是大家都知道的孕期骨盆带疼痛（PGP），可能出现在孕期的任何阶段，甚至在产后也可能出现，但通常出现在孕早期和孕晚期。

怎么办？

▶ 别一直休息，做一些轻微的活动，因为这会削弱支撑你骨盆的肌肉，这意味着你有很多时间去思考，但要避免引起疼痛的活动。

▶ 注意你的姿势。坐着时，保持双膝合并；站立时，保持直立，这样身体重量可以平均分布在两腿上。

▶ 如果疼得厉害，医生会开止痛药或推荐你到理疗师那里做复健，必要时提供骨盆支持带或拐杖等辅助器具。

▶ 做普拉提也很有帮助，但一定要在接受过产前处理问题培训的专业教练的指导下做，如果仅仅是参加一个常规的健身运动，可能会导致情况更糟。

严重吗？

有些孕妈妈的骨盆痛得严重到影响日常生活，如走路、性生活，甚至翻身都会疼得要命。骨盆痛也会持续到孕期结束，以及持续到分娩后或照看宝宝期间。这种情况下，物理疗法非常重要。骨盆痛还会引起并发症，当骨盆前端两块耻骨间产生差异大缝隙时，就会造成耻骨联合分离（DSP）。

> 我在孕期骨盆很疼，到了后期甚至到了走路超过5分钟都疼痛不已的地步。不得已我坐着轮椅去购物。
>
> —— 黛比

（17）下肢不宁腿综合征

发生了什么？为什么会这样？

任何人、任何时候都可能会得下肢不宁腿综合征（PLS），但医生也不明白诱因和孕期更常见的原因。常见症状为腿不舒服，有时会疼，不自觉想动腿，双腿感觉刺痛、蠕动或灼热。症状通常出现在休息的时候，特别是一天劳累之后，晚上坐下或躺在床上的时候。活动或按摩之后，症状会有所减轻，但一旦歇过来就又开始疼，疼得让你难以入睡。

> 我和丈夫坐在沙发上看电视，放松一下，我的腿放在他的身上，我不停地在动我的腿，好像裤子里有蚂蚁似的。他觉得我太奇怪了，其实我也无法描述到底是什么感觉，就是腿必须不停地动。
> ——茱莉亚

怎么办？

标准的建议是减少服用酒精和咖啡因，尽量在夜间休息，这是在哪儿都能用的万能之法。也可以在休息或睡觉时使用孕妇枕支撑身体。你也可以试着让自己忙起来，分散一下不舒服的感觉。除此之外，似乎也没有别的办法。

严重吗？

不严重，和其他怀孕症状一样，一旦你生下宝宝，这个症状就神奇地消失了。

（18）嗅觉敏感

发生了什么？为什么会这样？

通常发生在孕早期，但有些孕妈妈甚至会持续整个孕期。许多孕妈妈都说嗅觉变得特别敏锐，有些东西（好多时候是丈夫）突然带有一股刺激的气味。"我让我丈夫必须更换他的剃须水，他原来的那个让我想吐。我给他买了一个新的，他第一次使用那么贵的剃须水。我当时几乎处于病态。"潮妈安娜说。这可能是引起晨吐的激素导致的,还有理论称这是帮助孕妇自动屏蔽不好的或可能有毒食物的晨吐进化反应。

怎么办?

好好和丈夫说说,他一定会同意待在别的房间,毕竟就那么一段时间。对于闻不了味道的食物或东西,还是尽量远离吧。

严重吗?

不严重,不过另一半感情上也许会受到点儿伤害。

(19) 霉菌

发生了什么?为什么会这样?

怀孕期间,阴道内的细菌平衡会受到激素的影响,这也就意味着霉菌的患病风险高10倍。霉菌感染可引发阴道内部及周边疼痛或强烈感染,从而分泌黏稠的乳白色液体。

怎么办?

▶ 据说吃天然酸奶会抑制霉菌,因为酸奶含有可以防止感染的有机物,也可以直接将酸奶涂在私处,但建议遵医嘱。

▶ 也可以使用处方或非处方抗菌霜和阴道栓。但一些治疗霉菌的药不适合孕妇,所以要先征得医生或药剂师的许可。

▶ 不要穿紧身裤袜或裤子,只穿棉布裤子。

▶ 不要用香薰沐浴液和香皂,这样只会更加恶化。

▶ 别忘了给你的丈夫也用点儿,因为这种疾病会通过性生活传染。

严重吗?

不严重,只是让人感觉非常难受,尤其总是反反复复时。

（20）尿频

发生了什么？为什么会这样？

因为激素变化，尿意频繁是刚怀孕就会有的症状。而且孕期肾脏会加速排除体内废弃物，会产生更多液体。

尿频的情况在孕早期过后会有好转，但是随着增大的子宫给膀胱施加的压力逐渐增大，不久之后尿频将会更加严重。这也是晚上睡不好觉的又一个原因。"每天晚上我至少起夜两次，"孕妈凯特说道，"但是我知道，这也是为宝宝出生后不能睡整觉做的热身练习，这倒是一个不错的锻炼。"

怎么办？

- 别憋着——有了感觉就去。
- 确保自己身边有厕所——你外出时好好规划路线。
- 尽量每次小便之后清空膀胱，在便池上稍微"晃一晃"，多尿一点儿。
- 别总想着不喝水，保持健康需要足够的水分。不过晚上睡前可以少喝或不喝水，免得休息不好。
- 避开或减少含咖啡因的饮料，因为咖啡有利尿作用（即会让你尿更多）。

除此之外，没什么办法。

严重吗？

本身不严重。但如果是小便带血或者浑浊，或小便时伴随着疼痛就要注意了，这很有可能就是尿路感染（UTI）。尿路感染要及时治疗，否则会导致早产。

（21）白带

发生了什么？为什么会这样？

孕期白带增多是正常现象。这可以防止向上传播到子宫，是一种保护宝宝不被感染的有效方法，但也可能是宫颈糜烂的征兆。孕后期会有白带出现，甚至带血，那是即将分娩的信号。

怎么办？

没办法，也没必要去治疗。不要用香皂或洗浴液，也不要冲洗（即用一股水对准私处强力冲），这样做会破坏阴道化学物的平衡，增大感染危险。如果真的很严重，你可以用护垫，但别用卫生棉条。

严重吗？

密切关注任何分泌物，如果颜色变深或有异味，告诉你的助产士或医生，以防感染。孕后期如果有水状分泌物一定要报告，这可能是早期羊水破裂或渗漏的征兆。

孕中期可能出现的症状及对策

（1）皮肤变化

发生了什么？为什么会这样？

激素的变化会引起皮肤发生很多变化。色素变化会在脸上留下暗斑，或者亮斑（如果你的肤色偏暗），有时叫作妊娠斑。孕期的任何时间都可能出现这种状况，但通常在孕中期及其以后更多见。

由于同样的原因，痣、斑点、胎记、乳晕（乳头周围皮肤）颜色变深，而且肚子中间会有一条黑线，叫作"黑中线"。

血液供应量的增加会使你的皮肤变得比平时红润（即所谓的孕期女性"容光焕发"或"热情洋溢"），有时也会导致蜘蛛状血管——脸上和身上破裂的毛细血管簇。有些女性会发现自己身上斑点多了，这是激素使皮脂分泌增多所致。

脸上或身上也会出现皮垂现象，那是多余皮肤形成的无害小团。

怎么办？

虽然不好看，但多数皮肤变化没有伤害，产后会逐渐褪去。如果有必要，可以用好的粉底把斑点、蜘蛛状血管等遮盖住，务必仔细、彻底地清洁皮肤，以控制油腻的分泌。

严重吗？

不严重。这可以算最不用担心的症状了。如果妊娠斑的形状、大小、颜色不断发生变化，咨询助产士以确认原因。

（2）流鼻血、鼻塞

发生了什么？为什么会这样？

怀孕期间，激素带动血液供应增加，对鼻腔内血管产生压力，引起鼻窦膨胀，易出现流鼻血、鼻塞以及打鼾等症状。如果以前你从来没有流过鼻血，这时肯定会担心，但这是孕期很常见的现象。潮妈夏洛特说："我从怀孕开始鼻子就不通气，感觉像感冒了一样，晚上最严重。我丈夫告诉我，我孕期打呼噜让他感觉自己像跟一只熊睡在一张床上一样。"

怎么办？

▶ 如果流鼻血，头朝上，稍用力捏住鼻子约10分钟，基本上能止血，如果止不住，重复一遍。

▶ 擦鼻涕时轻柔一点儿。

▶ 鼻子不通气时，吸点儿蒸汽会好点儿。在水槽中放一个装满热水的壶，用毛巾把头盖起来，做几次深呼吸。我在床边放了一个非处方抗鼻塞吸入器，一到严重时我就用这个。一定要和你的药剂师和助产士确认，使用前一定要阅读所有的减充血剂标签，保证孕期使用安全。

▶ 少做擤鼻涕、挖鼻孔等动作，避免因损伤鼻腔黏膜血管而出血。

▶ 如果情况严重，医生会给你开安全的缓解充血药。

严重吗？

这算是个无害的麻烦。但频繁或重度出血可能是贫血症状，如果情况不好，要寻求帮助。

（3）手痛

发生了什么？为什么会这样？

这是孕期较少见的症状，医学上称之为腕管综合征（CPS），由腕部神经管道中的液体积聚而成。会出现不同程度的疼痛、跳动、双手麻痹，夜间通常加剧，严重的会影响日常工作。

怎么办？

没有好办法，只能多休息，多抬抬手臂。要是严重，推荐你向理疗师求助，他可能建议你戴个腕夹板和做些有助益的练习。

严重吗？

不严重。大多数情况下，生完孩子就不会疼了。个别产后还会持续疼痛的，需要做个外科小手术。

> 大概怀孕5个月时，我晚上会被手疼弄醒，像剃须刀剃的一样。"如坐针毡"是对我手疼的最好描述。晚上我想拿杯水都困难。我需要花费10~15分钟（像是一个小时）紧握着我颤抖的双手去平息痛苦。晚上我甚至需要戴上夹板才能入睡，这样有点儿用但是不会彻底治愈。——詹

（4）皮肤瘙痒症

发生了什么？为什么会这样？

孕期身体出现轻微瘙痒是正常的，因为皮下血液流动增加，而且随着肚子

的增大，表面皮肤会被拉伸。宝宝越来越大，肚皮上的皮肤就会拉伸得越紧，这通常发生在孕中期和孕晚期。孕期激素也使皮肤比平常更为敏感，更可能发疹或发痒。

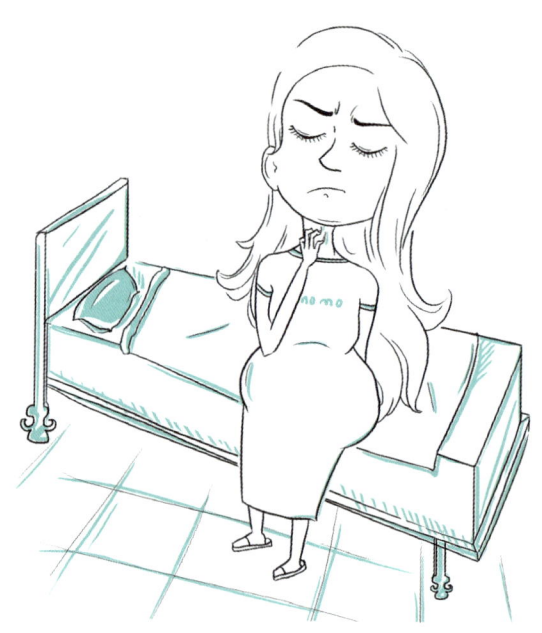

> 我的肚子特别痒，助产士说那是因为皮肤拉伸而长的湿疹，生完之后立马就不痒了。太痒了，以至于我每天都想赶快下班，好回家挠痒，我丈夫看我不停地在挠痒，都快疯了。
>
> 克莱尔

怎么办？

穿天然纤维做的宽松的衣服，涂抹炉甘石洗剂，或温和润滑的霜或乳。

严重吗？

如果痒得严重的话，特别是手掌或脚底等部位发痒，偶尔会预示着肝功不良，医学上也叫作妊娠肝内胆汁淤积症，所以要及时告知助产士。

> **医学资料**　　　　　　　　　　　　　　　　妊娠肝内胆汁淤积症
>
> 这是指肝功能紊乱而导致的胆汁渗漏到血液中的情况。
>
> 最常见的症状是皮肤瘙痒，一般在孕晚期才出现。有时轻微，有时不堪忍受，最难受的是手脚痒。也会引起疲乏、轻度黄疸、腹泻、食欲不振。由于过去的研究发现这种情况下死胎危险增大，因此被诊断出妊娠肝内胆汁淤积症的孕妇会被密切监护，通常在37周或38周时采取剖宫产终止妊娠。
>
> 妊娠肝内胆淤积症只与怀孕相关，宝宝一旦出生，症状就会消失。

（5）静脉曲张

发生了什么？为什么会这样？

孕期静脉肿胀、凸出会引起疼痛或瘙痒，这是常见的，不必大惊小怪。

静脉曲张产生的原因在于激素使血管放松，体内增多的血流和增大的子宫对静脉产生压力。静脉曲张常见于腿部、肛门（一般称为痔疮）和阴道内。体重超重或者有遗传史的孕妈妈，患上此病的概率更大。此外怀多胎的孕妈妈患病概率也会升高。

怎么办？

▶ 双脚离地。不管身体哪个部位静脉肿胀或瘙痒，尽量让脚离地，减少压力。

▶ 如果你的工作需要站着，要保证定时休息。

▶ 裤袜或长袜会有辅助作用，而对付外阴静脉曲张，市场上有一种带有背带的裤子很有效，大概就像是一条装了衬垫的束体裤。

▶ 冰袋会有舒缓作用。

▶ 做些舒缓的运动，保持活跃，都会有缓解作用。

严重吗?

不严重,就是疼和不好看。通常会在产后一定时期内消失。如果严重而且没有消失的话,可能需要做手术祛除。

(6) 多屁

发生了什么?为什么会这样?

我猜你从来没想过,在你准备满足丈夫性需求的关键时刻,突然放了个响屁。那么,孕期这种机会来了!身体内过剩的激素会把你的消化系统搞得乱七八糟,再加上子宫对胃部的压力、便秘和消化不良,结果就是胀气和排气增多。

怎么办?

▶ 一些食物会加重这个问题,试着找出这些"惯犯",把它们排除在食谱之外。

▶ 少食,细嚼慢咽。

▶ 多活动也有效果。

严重吗?

不严重。但现在你丈夫估计非常不高兴,因为你现在比他排气还频繁。

孕晚期可能出现的症状及对策

（1）背疼

发生了什么？为什么会这样？

见过挺着大肚子的女人，一边手揉着背上的某一小块儿，一边龇牙咧嘴地喊疼吗？大约3/4的孕妇都会出现背疼的症状，这又是激素在作祟，不过这次叫作松弛素，是身体释放出来的激素，可以使关节和韧带（特别是骨盆周围）更灵活，为生产做准备。这非常重要，但另一方面却让身体不得不承受疼痛和伤害的困扰，包括背部。另外，肚子上还负重，无法保持正常的身体姿势，对背部也很不利。

大多数情况下，孕期背疼在宝宝出生后就减轻了。但令人讨厌的是，由于松弛素仍在起着作用，疼痛还会持续一段时间，尤其在产后抱孩子或做拉拽动作时，疼痛还会加剧。

怎么办？

▶ 单调但有效的办法：规律而轻柔的锻炼，如做瑜伽、普拉提或游泳，都有助于缓解背痛。拉伸腹肌尤其重要，因为腹肌对支撑背部起着很大作用，所以每天尽量做些骨盆倾斜动作或"猫式"伸展活动。

▶ 注意身体姿态：尽量不要站立时间太长或托举重物（要是非举不可，要让膝盖弯曲）。

▶ 如果你伏案工作，请调整电脑和座位的高度和距离。

▶ 放弃弊多利少的高跟鞋。

▶ 尝试孕妇拖带、腹带或围腰，这些东西都用松紧材料制作而成，由束带或尼龙搭扣固定，从下面将膨胀的腹部托起。如果不是怀孕，我想你肯定不愿意穿，但最后很可能会爱上它，生完孩子后也不想摘掉。

▶ 按摩也有效果：找专门面向准妈妈的专业技师，或让你的另一半试试下面讲述的背部按摩法。

▶ 实在疼得厉害，医生也许会给你开止痛药，或推荐你去求助理疗师或其他专家。

严重吗？

有些妈妈背疼，尤其是骨盆带疼，而且非常严重，甚至都影响走路或活动。要是疼得无法坚持，一定告诉助产士，她会安排你接受物理治疗。

背痛按摩法

▶ 找到一个舒服的姿势。当然，得带着与你形影不离的大肚子（必要时用垫子垫着）躺在沙发上，或跨坐在椅子上，把背朝向外面。

▶ 让你的另一半用手掌根部缓慢但用力地画圈、按揉你背部下方的肌肉。

▶ 找到方法后，让他也按摩你的肩部和脖子，因为这些部位肌肉太紧，也会引起或加重下半部的疼痛。

▶ 用芳香精油时可要小心，有些是不适合孕妇的。用前仔细看清楚，要是不确定，就用婴儿油或橄榄油。

（2）尿失禁

发生了什么？为什么会这样？

随着子宫不断变大，可怜的骨盆底肌肉在支撑膀胱时要承受越来越大的压力。而且，为了分泌松弛激素，为分娩做准备，孕妈妈们的肌肉和韧带都放松了，因此这时是它最脆弱的时候。所以，咳嗽、大笑、打喷嚏或上下跳动，都可能导致小便失禁，有时甚至延迟到产后。

> 妊娠晚期，我的骨盆底缺乏控制。一次我丈夫逗我笑，我几乎尿了自己一身，还好我们在家，旁边也没有人。但是我觉得我像是一个老年妇女。
>
> ——克劳迪亚

怎么办？

再次重复一下这个单调却有效的办法——骨盆底运动，可以防止或减轻渗漏膀胱的问题，一定要定期做，这是唯一且最重要的锻炼。别打算通过减少水分摄入解决这个问题，水是保持身体健康必不可少的物质。

严重吗？

到了怀孕后期情况可能会有所好转，但还不能从根本上杜绝，而且分娩本身会进一步破坏骨盆底，有些妈妈就会遗留下永久性的尿失禁问题。这种时候，不要默默忍受，告诉你的助产士，她会建议你去理疗，帮助你修复因分娩带来的问题。

（3）消化不良和胃灼热

发生了什么？为什么会这样？

消化不良是胸部或上腹部疼痛或不舒服；胃灼热是胃、胸部或嗓子灼痛。它们都是孕期常见的现象。孕期的激素变化会使消化系统放松，使胃部积聚过多胃酸；而且后期，子宫长大后，胃部的空间被挤压，减少对胃部产生压力。这些症状在孕早期就有，但在孕晚期更加严重。

怎么办？

- ▶ 每餐吃少点儿，要吃慢点儿。
- ▶ 要坚决远离任何有刺激成分的食物，如辛辣的、油腻的和加工的食物。现在就要绝对远离酒精，酒精是灼热的罪魁祸首。

▶ 有些孕妈妈说喝杯冷牛奶会有用。

▶ 要是你在夜里翻腾得睡不好,用孕妇枕撑起身体,换个舒服的姿势试一下。

▶ 试着用一种叫作嘉胃斯康(Gaviscon)的抗酸非处方药,许多孕妈妈都说这个管用。

严重吗?

不严重,就是极度不舒服。我怀孕两次都有这种状况。

(4)失眠

发生了什么?为什么会这样?

孕期很多症状,都可能导致夜间睡眠问题:如背痛、过度活跃的膀胱、胃灼热,当然还有大肚子让你无法找到舒服的姿势入睡。而且,孕妈妈们正处于高度焦虑期,晚上不是被奇怪的梦惊醒,就是完全清醒地在那儿瞎想。

除此之外,肚子里的宝宝也经常在寂静的夜里活蹦乱跳,他大概是想多练练"空手道",好给你个心理准备,让你勇敢地面对他出生之后搅得你不得安宁的日子。

怎么办?

多找几个枕头,再给自己找个最舒服的睡觉姿势,比如双腿夹一个、肚子下垫一个,真的有帮助。下午3点以后别喝含咖啡因的东西。晚上稍稍做些运动,至少要试几招放松或呼吸术。我习惯每天早上4:38醒来,就再也睡不着了。所以我每天也不用挣扎着去睡觉,而是听早上4点的《近日农业》的广播,现在我已经知道了许多关于农业的知识。你可以找到适合你做的事情。

严重吗?

不严重,只是非常难受——弄得筋疲力尽。但是与刚刚出生的宝宝整夜吃奶而折磨你相比,这只能算是轻抚你的身体罢了。

（5）潮热

发生了什么？为什么会这样？

许多孕妈妈都发现自己身体的天然恒温器不太好使了，好像被提高了一两个挡位，这主要是体内增多的血液流动造成的。如果这种情况发生在冬天，肯定是件好事。"我觉得我有一个永久的保暖系统，这是一个冬天婴儿的福利。"潮妈朱丽叶如是说，但如果正好在暖和的天气里怀孕，潮热只能增加你的痛苦和不适。这种热感犹如潮水般袭来，又被称为"热潮"，会让你满脸通红，有时会头晕或昏厥，也会让你汗流浃背，但出汗是释放热量的好方法。

怎么办？

- ▶ 穿天然纤维纺制的宽松衣服，分层穿，方便你脱。
- ▶ 开窗户，让空气流通；或者开空调，如果办公室没有空调，可以买个小风扇。
- ▶ 别忘了大量喝水。随着体温的升高，你的缺水程度也会增加。
- ▶ 待在屋内，如果去室外，躲在阴凉处。

严重吗？

不严重。但有证据表明体温过高会对宝宝不利，这也就是为什么不建议孕妇蒸桑拿或用高温热水洗澡的原因，不过这指的是达到非常热的程度。

（6）妊娠纹

发生了什么？为什么会这样？

在怀孕期间，肚子上会出现粉色或略带紫色的线条，也可能出现在任何变大的部位，比如胸部或大腿上，但产后线条颜色会慢慢褪成银色。有些人有，有些人没有，因人而异。这取决于你肌肤的天然基因，所以"有就是有，没有就是没有"，不必过于关注。

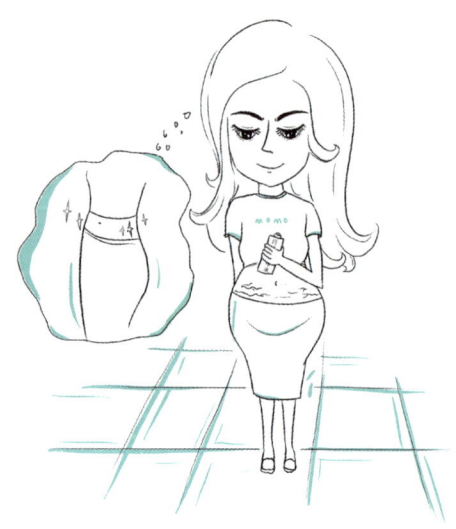

怎么办？

去除妊娠纹真正有效的方法虽然有，但花费很高，所以多数人已接受这一点，将其作为妈妈必备的标志。你可以用一些生物油或含有乳木果油、玫瑰精油进行按摩，可能也会有效果。

严重吗？

不严重。妊娠纹纯粹是表面的。将它看成宝宝挚爱你的标志，证明惊人的肚子如何膨胀那么大去容纳你的宝宝。最近，约翰·传奇的妻子克莉茜·腾根贴出她妊娠纹整容术照片之后，并配文"你是老虎，赢得了她的条纹"之后，妈妈们也开始在社交网站张贴宝宝和妊娠纹的照片。

（7）肋骨疼

发生了什么？为什么会这样？

在孕晚期，子宫的增大会压迫到肋骨，肋骨就会酸痛。肚子里的"小泰森"招数挺多，左勾拳、右飞腿、铁头功，能让你疼一阵子呢（可千万别记仇……他生下来肯定会非常爱你）。

怎么办？

坚持穿稍微宽松的衣服，注意身体的姿态，放一堆靠垫坐着，会更让你舒服点儿。

严重吗？

不严重。小家伙出生前，头部开始入盆时，你的肋骨疼就会好很多。

> 怀双胞胎就像是在肚子里开party，更严重的是他们不停地踢、踹。我很奇怪他们怎么没有打破我的肚皮跳出来。我有时候肋骨疼得大叫，尤其是他俩在肚子里开party的时候。
>
> ——瑞秋

（8）痔疮

发生了什么？为什么会这样？

哦，是痔疮啊！你不知道大自然母亲想得多么周到，几乎一个不落、毫不偏心地把这些特殊待遇给予了每个怀孕的妈妈。在医学上，痔疮又被称为痔疾，怀孕期间激素分泌过多就会导致肛门周边静脉肿胀，进而产生这些小堆块。痔疮有时会疼、会痒，或者又疼又痒，还会流血，经常会导致大便排不出来（如果你本来就便秘，情况会更加严重，还会形成恶性循环）。

> 直到怀孕我还以为痔疮是老年人的病，但不是。很恐怖，我第一次意识到我的"下面"有了一个新朋友。
>
> ——贝卡

怎么办？

▶ 多吃富含维生素的食物，多喝水，保持肠道通畅。

▶ 用冰袋或冷毛巾包敷，会有一定的缓解作用。

▶ 可以去找助产士或医生，让她们推荐一些非处方药膏。要是严重的话，开些肛门栓剂。

严重吗？
不严重，但是屁股会很疼。

（9）手脚肿胀

发生了什么？为什么会这样？

在孕晚期，手脚肿胀是很常见的，这是因为体内多余的水分被增多的血流排挤到身体的其他地方了。天气暖和或站立时间太久，手脚肿胀会更加严重。

双脚变大的另外一个原因是体重增加，松弛的韧带引起足弓降低，脚就会变大一码或几码。要是大到需要不停地买新鞋子就讨厌了。你可以像潮妈杰茜那样，淘一双拖鞋穿几个月。

> 我知道我的脚会有点儿肿胀，但完全没想到我的脚会变成像怪物史莱克的脚一样。真的，我的脚不再肿了，但是我的鞋号变了。也不算坏，我有买新鞋的理由了。
> —— 乔安娜

怎么办？

▶ 别站太久，有空就休息一下。

▶ 做些简单的练习，改善血液循环，减轻肿胀，比如顺时针、逆时针交替，匀速按摩你的双脚。

▶ 一双好的连体裤袜也会减少肿胀。虽然听起来不怎么样，但试一下再做评价也无妨。

严重吗?

一般来说,不严重。但要留意并随时告诉助产士,因为手脸严重肿胀可能是子痫前期的症状。

哪些情况要尽快就医检查

有些症状(虽然并非都如此)预示着严重的问题,应该尽快检查。如果你遇到下列情况,应该立刻给助产士打电话,或者当天约见助产士。

- ▶ 阴道出血。
- ▶ 持久的严重腹痛。
- ▶ 任何视力上的障碍。
- ▶ 手、脸或眼睛突然或严重肿胀,尤其是伴有头疼。
- ▶ 突然强烈的口渴,而且排尿不足。
- ▶ 严重的呕吐,并伴有头痛、高烧。
- ▶ 阴道渗漏不明液体。
- ▶ 数个小时持续不断的剧烈头疼。
- ▶ 小便疼痛或灼热。
- ▶ 全身奇痒无比。
- ▶ 第20周后开始数胎动,高危孕妇在第24周后胎动较少,正常怀孕在第28周后胎动减少,如果有这些情况,马上联系你的助产士,别拖延。
- ▶ 频繁的头晕或晕厥。
- ▶ 重重摔倒在地。虽然体内羊膜囊为宝宝起到了很好的缓冲作用,但重摔以后还是要仔细检查一下。

如果你特别担心，又找不到专业的医学人员，在英国那就立刻拨打"999"叫救护车（在国内拨打"120"急救电话）。

> **医学资料**　　　　　　　　　　　　　　　　　　　　　**孕期出血**
>
> 任何形式的阴道出血都是令人担心的问题，但这是正常的（每5位孕妈妈中就有1位）。不过你应该认真对待，以便寻求帮助。出血原因不明，但可能是以下几种情况。
>
> ●植入性出血：轻微出血，一般为"星星点点"，怀孕后几天内，胚胎植入到子宫时可能出现。
>
> ●穿破性出血：下次月经时可能有点点滴滴，但有时是以后几次月经周期前后都有。
>
> ●宫颈糜烂：子宫颈受细胞变化影响，易发生无害出血的情况，有时也叫宫颈外翻。如果性生活后有少量出血，那通常都归咎于性生活。宫颈糜烂也会由白带过多引起。
>
> ●阴道感染：例如霉菌性阴道炎或细菌性阴道炎，有时会有出血和白带；也有可能是性传播、性感染，如衣原体。
>
> ●潜在病因：如宫颈息肉（良性）。
>
> ●胎盘前置：胎盘位于子宫底处，堵住或半堵住宫颈口，在宫颈口处更容易分离而引起出血，结果可能会较严重。
>
> ●胎盘早剥：这是胎盘远离植入点时出现的少见并发症，通常这种情况需要紧急进行剖宫产手术，有时对妈妈或宝宝会有生命威胁。
>
> ●滴血：37周后的滴血可能是要分娩的信号。不幸的是，出血有时预示着严重的问题，如宫外孕、葡萄胎、流产。
>
> 以上任何一种出血都要第一时间通知助产士。一定要严肃对待，助产士会依据情况消除你的疑虑或安排检查。

有关孕肚那些事儿

在怀孕期间,多数孕妈妈的体重会增加22~28磅(9~12.5千克)。除了总重量增加外,你的脸、屁股、胸部也会变大。当然,随着宝宝的发育,肚子会越来越大。这是怀孕最明显的标志,象征着新生命的孕育。

不受欢迎的碰触

> 大多数孕妈妈都发现她们的大肚子对各类人都有吸引力,每个人都想去摸摸、碰碰或加以评论。面对"乱摸者",保持微笑,做个深呼吸。因为大部分人是出于好意,只想与你分享生命的奇迹。
>
> 如果你真的无法忍受,微笑着后退一步。如果你很烦,那么你也可以直接把手放在触碰者的肚子上。

关于孕肚,一定要记住,肚子的大小和形状,但并不意味着宝宝最终会发育成那个样子。肚子的形状取决于很多因素,一般包括下列几种。

- ▶ 宝宝和胎盘大小。
- ▶ 你增加的体重。
- ▶ 你的身高和姿势。
- ▶ 你腹部肌肉的强壮程度(肌肉越强,肚子会越长越紧,显怀得越不明显——但再次怀胎时,你会很快"显怀")。
- ▶ 羊水的多少。
- ▶ 朝向,即宝宝的位置。
- ▶ 如果你怀了不止一个宝宝,肚子当然也不一样。

肚子会一直变化，但大约在第12周，子宫开始从耻骨中顶出来，开始"显怀"。不同的孕妈妈开始显怀的时间各不同，如果你有腹肌或本身就不胖，比起那些不经常去健身房或略超重的妈妈们，肚子发育就会显得晚一点儿。

定期检查时，助产士可能会用卷尺从上到下量你的肚子，这是在检测宫高，大致了解宝宝生长速度是否正常。如果比正常值小，可能会让你去做B超；同样，如果比正常值大，可能测试你是否患了妊娠糖尿病。

肯定会有人给你说过，"正前面凸起"或"位置靠下"怀的就是男孩，"四面凸起"或"位置靠上"怀的就是女孩。这种根据肚子形状和位置判断宝宝性别的说法并不靠谱，就当娱乐一笑吧，别信以为真。

> 我记得有一次我进电梯时有人说我肚子很小，等我出来有人说我怀了双胞胎。我觉得很奇怪，孕期人们的沟通似乎无界限。我没怀孕的时候，为什么没人说我胖，而我怀孕时候就可以说了吗？
>
> 黛比

选对孕妇装，孕妈也时尚

怀孕之后虽然有段时间（通常是几个月），你甚至连自己的脚也看不到，感觉自己胖得像个大笨熊一样，但还需要考虑买几件衣服，好好时尚一下。怀孕和对美的渴望似乎是相互独立的。一旦提到孕妇装，就唤起了人们对长袍和宽松衣服的想象，但这种想法已过时了。最近几年，孕妇装大量出现，还有许多可爱时尚的品牌。最重要的是，如果价格很贵，而且只穿几个月，那就不太值。

关于孕期购买孕妇装的一些小建议

▶ 要认识到你采购的意义,怀孕第1个月就要考虑到整个孕期,让其成为一个有价值的投资。

▶ 解开自己裤子或者裙子上的扣子或拉链。当然了,如果你喜欢,可以再时尚一点儿。但不可否认,这只能撑一阵子,但至少这是免费的。

▶ 一旦上面的方法行不通,可以考虑买条腹带或类似的弹性纤维束腰带,这样还能套上平时的衣服。你也可以买有类似功能的孕妇背心,并且还能遮盖住你生完之后几周的肚子,也可以促进母乳喂养。

▶ 求助于全球捐赠网(www.freecycle.org),一些人正在给她们的旧衣服找一个新家。

▶ 从最近怀过孕的朋友那里借衣服。她们日后准备扩大家庭时,你随时还给她们。

▶ 去便宜和广受大家欢迎的母婴用品店,像H&M、Peacocks和New Look等连锁店。

▶ 买一些优质的孕妇装。

> ▶ 一条孕妇牛仔裤,或者买三四条,如孕妇瘦腿牛仔裤、阔腿牛仔裤、宽腿牛仔裤……
> ▶ 一条黑裤子。
> ▶ 一条设计精巧的宽大裹身裙。
> ▶ 几件高腰上衣。

最主要的是,你要考虑衣服的使用期限,并且记住,你的穿衣风格不必因为怀孕而改变。我生完之后,穿我丈夫的牛仔裤,真的很舒服。孕妇最常穿的衣服是上衣,因为你的凹凸之处需要护理,如果你选择母乳喂养,你可以谨慎地选择时尚一点儿的上衣。

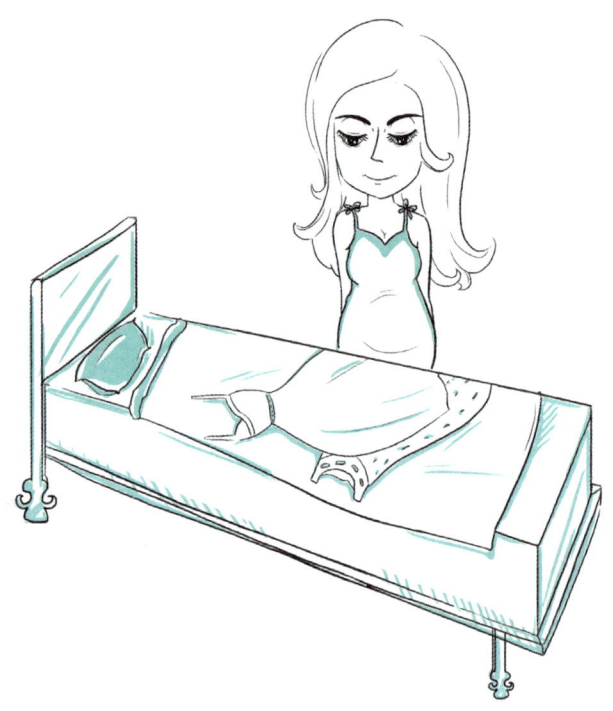

总之，最重要的是要穿得舒服。别系特别紧的腰带，选大的棉质裤子，不要扔掉孕妇束身衣，别丢掉细跟鞋。

第四章

The fourth chapter

孕期保健指南及其他"危险"活动

根据个人情况，参考孕期建议

在你怀孕时，为了你和孩子的健康，别人会给你提供不计其数的建议——你应该吃什么喝什么，不应该吃什么喝什么，应该摄入什么营养，以及其他与你身体有关的注意事项，这个清单似乎永远也列不完。如果你去遵守每一条指南，那么就不得不去服从长长的一串规则和管制，且这些内容比你的肚子都要大。

这些建议的确都是出于好意——提醒你对宝宝的任何潜在危险（无论多么微小）。不幸的是，官方饮食指南往往是围绕主题含混不清，没有明确指明究竟有什么后果，或者发生的概率有多大。所以，最终你不得不在两者之间进行选择：要么谨小慎微（感到神经兮兮、焦虑不安），要么当成耳旁风（感到忤逆、内疚和自责）。

我怀第一个孩子的时候，总是小心翼翼，按照"禁止"清单不吃这个不喝那个。之后，我流产过几次，尽管我按照"规矩"饮食，但我还是对于自己所做的事情感到困惑，认为自己的疏忽"造成了"流产。第二个孩子是我第五次怀孕，所以在孕前期我经常焦虑不安，这次我冥冥之中感到自己不应该改变自己"原来"的生活方式。当然，我知道首先自己不是一个疯狂的快乐主义者（我已经有了一个孩子，所以必须面对这个局面，我不会每个晚上出去泡吧跳舞），但我确实喜欢喝点儿红酒。因此，每个周末晚上，我照常喝了一杯果啤，吃煎蛋，做瑜伽……而且我并不为此担心。还好，当两个孩子出生时，他们都很健康。但如果真的出现了任何问题，我肯定会为自己食用了一些哪怕是风险较低的食物而感到自责，毕竟这些风险是完全可以避免的。

我无法告诉你到底是严格按照怀孕手册去做，还是得过且过就行。我能做的就是，引导你认真参考这些正规的建议，如同我根据自己的亲身经历得出的结论，你从中可以看出并不是每个人都完全遵守。你也许会对这些建议有所保留，也许为了稳妥起见，完全遵从这些建议。无论做什么，只要有利于你的怀孕即可。

最后提醒一点，我们在这里讨论的是建议，不是法律。而且，最终孕期采用何种生活方式取决于你自己。

孕期健康饮食的5点建议

（1）为什么要吃好

第一点建议是孕期一定要尽量吃得健康。吃得好，可以提高身体免疫力，保持精力负担额外增加的体力需求。你不太可能会堆积过多无用的脂肪。好的饮食搭配会从多个方面促进胎宝宝的生长发育。当然，如果能够做到的话，远离垃圾食品是好事。最近一项研究表明，如果孕妈妈食用大量的垃圾食品，宝宝出生后更容易患先天性心脏病。

要想孕期吃得健康，说起来容易做起来难。对许多孕妈妈而言，在怀孕前期（有的人时间更长），孕吐会让你完全无法摄入足够的营养——有时，甚至吃不下任何东西。在我第一次怀孕时，有两个月的时间，我只靠面包和利宾纳（一种黑加仑饮料）活着——这是我唯一可以吃下去的两样东西。其他孕妈妈对营养丰富的食物完全没有食欲，你不得不由着她们。当然，在以后的日子里，孕妈妈们很难再有这种罪恶般的享受。酒、烟、生肉都是禁止的。所以，如果不能来点儿蛋糕、薯片和巧克力放松一下，生活还有什么滋味呢？

（2）警惕"为两个人吃"

在怀孕期间，增重和体型改变是正常和必然的：这真是一个让你大吃大喝的好机会，毕竟，肚子里还装着一个小人儿呢，更何况你还要扛着装有沉重胎盘的大肚子以及硕大的胸部，这里面储藏着产后喂养孩子的自然资源。

但是，还是要记住，"为两个人吃"只是给自己找个借口，并不靠谱。我必须告诉你，平均每天增加不超过0.84～1.25kJ的能量，就可以满足孕期身体的需要，而且这仅仅是指孕晚期。除了大肚子有点儿重、往下沉，需要让你多费一点儿体力外，增重太多会增加你患上先兆子痫、妊娠糖尿病等疾病的概率，从而给身体带来更大的负担，也让分娩变得更加困难。事实是，很多孕妈妈吃得太胖，超出了孕期健康的需要。

所以，对着巧克力和蛋糕大快朵颐一番，可以给你一个良好的情绪，不要因此顾虑太多。没有必要过于困扰，你的目标只是一份健康的食谱，种类宽泛，包含了各式各样的食物。

> 细想一下，我还是喜欢自己怀孕之后的样子。我为此而感到骄傲。我也希望能够回到怀孕以前的样子，但实际上，我对新体形也很满意。
>
> ——娜塔莉

（3）我应该增重多少

这个取决于你的初始体重，因人而异，不过一般孕妈妈增加的平均体重为22～28磅（10～12.6千克）。其中，仅1/3是胎儿的重量，其余部分是增加的乳腺组织、增长的子宫、胎盘、羊水、增多的血量、多余的液体和脂肪累积而成。

2010年，英国国家卫生与临床优化保健研究所（NICE）发布的指南（2016年7月修订），将关注的焦点放在整个孕期的体重指数（BMI），而不是孕期体重增加的具体数量。你是一个孕妈妈，关键在于你保持一个健康的体重，而不是被不断增加的体重所吓倒。体重会不断增加，对我们当中的一部分而言，起初很难接受这一点，尤其是你一直在"控制"自己的体重，试图保持体形。

只要你不是单纯地以巧克力和蛋糕为生，你的体重增加就是正常的，每个人在孕期身体都会堆积一些脂肪,就像我们在平常生活中那样。我第一次怀孕的时候,肉都长在胳膊、背和脸上了,下半身却很苗条。潮妈费伊抱怨说,她吃的所有东西都立刻长在了屁股和大腿上。对于自己不断增长的新体形,你一定要放松心态,整个孕期,虽然没有人会拒绝一个孕妈妈吃冰激凌的要求,但你的身体一定要保持健康和活力,这才是最重要的。

> 怀孕之后最重要的事情是爱护自己的身体,欣赏身体发生的变化。这是我第一次对不断发胖的身体感到满意,这说明一切进展顺利。
>
> —— 妮可

在美国,有一套简单有效的原则可以检验自己的身体是否已经超重。

- 如果你在怀孕前已经超重,那么应当增重不超过 1 英石(约 6.35 千克);
- 如果你在怀孕前体重正常,那么应当增重约 2 英石(约 12.70 千克);
- 如果你在怀孕前体重过轻,那么应当增重约 3 英石(约 19.05 千克)。

(4)虽有疑虑,不必担忧

请记住,女性的身体简直是一个奇迹,如同一艘战舰,在逆境之中仍然可以孕育出新的生命,这让人感到欣慰。比如,生活在第三世界的妈妈们,忍饥挨饿仍然能够怀孕、生产,甚至哺育她们的孩子。

一定要尽可能吃得健康,如果未能按照计划做到饮食平衡,也不要责备自己。《我的孕期食谱和餐饮计划》(White Ladder Press公司于2014年出版)一书中有很多有用的食谱,可以帮助你做好饮食计划,既能满足你的愿望,又可以让你和孩子获得足够的营养。

（5）孕期健康饮食吃什么？

▶ **一日三餐**。在正餐之间试着加入零食可以补充能量。有营养的零食包括新鲜水果或果干、酸奶和奶酪、全麦面包或吐司、一碗无糖燕麦等。

▶ **蛋白质**。一天至少2次，可以从肉类、鱼类、蛋类或豆类中摄取。

▶ **淀粉食物（碳水化合物）**。争取每天吃3或4份面包、米饭、意面或燕麦，首选更加健康的全麦或粗粮，可以帮助缓解便秘。

▶ **果蔬**。建议一天吃5份水果、蔬菜。可以在里面加入很多东西，这样的话你就不会觉得只是在吃蔬菜、水果了。比如，烘豆、番茄意面酱、水果冰沙等。

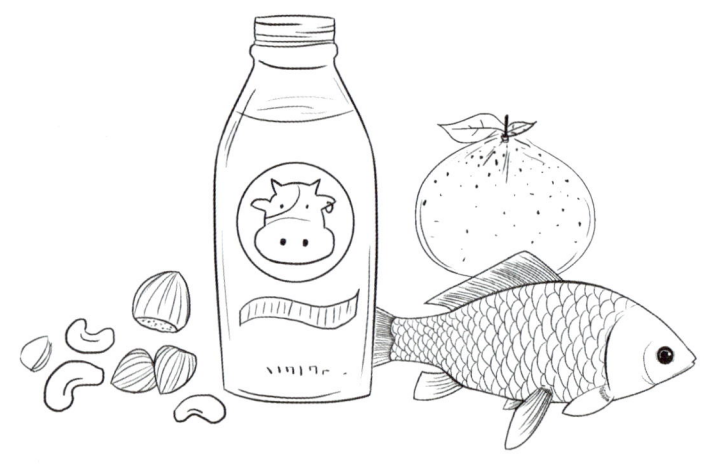

▶ **钙**。钙对宝宝的牙齿和骨骼生长发育非常重要。不过，你没有必要在推荐每日摄入量（英国）700mg之外，额外补充钙。这相当于每天一杯牛奶（230mg）、一罐酸奶（225mg）和一块火柴盒大小的硬奶酪（288mg）。

▶ **维生素D**。维生素D可以保证胎宝宝的骨骼发育良好，增加已经开始分泌的母乳中的营养。食物来源包括强化人造黄油、鸡蛋、肉类和油质鱼类等，但大部分来自于我们接触的日照（有时也被称为"阳光维生素"）。有些女性更容易缺乏维生素D，比如肤色偏暗、遮盖皮肤、晒太阳少、食用维生素D少等。医生建议所有孕妈妈每日维生素D的摄入量为10μg。

▶ **铁**。由于需要为胎宝宝提供足够的铁，因此孕期铁的需求增加。优质的食物来源包括：红肉，绿色叶类蔬菜（例如菠菜、豆瓣菜、西兰花等），贝类，蛋类，果干（例如杏干、无花果干等），坚果，豆类，全麦面包，强化早餐燕麦和黑巧克力。如果医生或助产士担心你严重缺铁，就会建议你服用铁补充片剂，但担心这会导致便秘，而便秘本来就是许多妈妈都有的孕期不良反应。

▶ **叶酸**。在怀孕前和孕早期服用叶酸，有助于预防胎宝宝神经管缺陷，比如脊柱裂，这是一种会导致严重残疾的疾病。可以从食物中获取一定量的叶酸，比如菠菜、芽菜等绿色叶类蔬菜，柑橘类水果，强化早餐燕麦。官方建议在怀孕12周前每日服用400μg的叶酸补充剂。叶酸补充片剂在药店和超市均有售，而且多数产前复合维生素补充剂中都含有叶酸。

▶ **ω-3脂肪酸**。一般认为ω-3有助于促进胎儿大脑和视力发育。油质鱼类是最佳的食物来源——青花鱼、沙丁鱼、腌鱼、三文鱼、新鲜的金枪鱼（不包括金枪鱼罐头，因为在装罐过程中，大部分健康油质已经被清除了，但其他罐装的油质鱼类，如青花鱼、沙丁鱼、青鱼等可以）。如果你不喜欢或不吃鱼，可以从南瓜子、葵花籽等干果和种子中获取ω-3，也可以从富含脂肪酸的牛油果中获取。

▶ **饮料**。水是最健康的饮品，但是平常你可以喝茶（茶应冲泡得淡一点儿，且最好是柚子茶、玫瑰花茶、枣茶等），果汁（记住，含糖量很高，因此要有节制，就餐时饮用，而且建议用水稀释），牛奶（同样可以增加钙的摄入量）。

孕期不是节食减肥的好时机，所以任何计算热量或排除碳水化合物的食谱都要摒弃。如果担心体重超出预期，那就专注于上面列出的健康饮食，并且坚持运动。

如果你对饮食要求非常严格，或许因为你是素食主义者，或许是因为身体或宗教原因，要告诉你的医生或助产士。他们会建议你服用补充剂，或推荐营养师给你更多建议。

以下食物应慎吃

有一些病菌如果传染给尚未出生的宝宝，会影响他们的健康。在孕期由于你的免疫系统受到削弱，因此比平时更容易感染，虽然你的宝宝受到下列感染并因此健康受损的可能性还是很小的（某些时候，极其微小）。

如果你确实怀疑自己受到了感染，应当尽快联系全科医生，因为及时的治疗可以防止殃及宝宝。

生肉或未煮熟的肉

生肉或未煮熟的肉中可能藏有弓形虫，会引起一种名叫弓形体病的疾病。很多人患过这种病，对它有免疫力。该病在健康的成人身上作用轻微，通常只是有一些类似感冒的症状。但在一小部分孕妈妈身上，它会发展成为严重的疾病，引发宝宝先天缺陷、流产或死胎（在英国，每年约有800个宝宝受感染，最终有10%会出现这些严重情况）。

> 当我发现自己怀孕后，我感到非常恐惧，不是因为未来的9个月，而是因为接下来的几天！我已经预订了圣诞工作午餐——生牛排，我一直苦恼如何才能在既不喝酒又不改变预订菜谱的情况下保守这个秘密。
>
> ——曼娜

▶ 如果想完全避免风险，你必须确保肉完全做熟，尤其是禽类或碎肉食物，比如香肠、汉堡等。不要在烧烤聚会上食用生牛排和肉质不太熟的汉堡。

▶ 带包装的食物都要加热，让蒸汽将其整体热透。

▶ 储藏或处理过生肉的地方一定要确保干净和卫生。
▶ 建议不要食用生肉，比如意大利腊肠、熏牛肉、帕尔马火腿等，虽然这些食物做熟后问题不大，比如比萨上的肉。

未洗净的蔬菜、水果和沙拉

这些食物所沾的泥土上会藏有弓形虫，所以建议在吃蔬菜、水果和沙拉前，一定要将它们洗干净。专家建议，为了安全起见，即便是包装好的、提前洗过的食物，在吃之前也一定要再次清洗。

霉奶酪或蓝纹奶酪

建议怀孕期间放弃食用斯蒂尔顿、布里、卡门培尔、罗克福等奶酪，因为它们可能含有李斯特菌，这是一种能引发李斯特病的细菌。这种疾病非常罕见（孕期受感染的概率大约为1/30 000，伤害到宝宝的概率更低），虽然会导致孕妈妈产生像感冒一样的轻微症状，但也可能引发宝宝脑膜炎、肺炎、黄疸、早产，甚至是死胎的危险。

> 我是过完圣诞节怀孕的。一杯波特酒，再配上斯蒂尔顿奶酪和几片薄脆饼干，是我的最爱。出于本能我还是没有吃这些食物，但即使吃了，我想自己也不用太担心。
>
> ——罗曼

除了远离高风险食物之外，你可以通过严格控制食品卫生来避免感染李斯特病菌。

生鸡蛋和未做熟的鸡蛋

未做熟的鸡蛋（和禽类）可能还有很少的沙门氏菌，会引起食物中毒，其症状包括呕吐、腹泻、头痛、胃疼和高烧等。怀孕期间感染沙门氏菌让人不适，但不太可能伤及宝宝，却会引发脱水，进而导致并发症。如果你得了这种病，应向助产士或医生咨询意见。

为了安全起见，在吃之前一定要把鸡蛋做熟。如果你吃不了煮得太熟能弹起来的鸡蛋，也不用失望，只要轻轻煮一下就可以了。更多的风险来自于未做熟或者半生不熟的鸡蛋，比如自制蛋黄酱、荷兰酱、冰激凌以及巧克力慕斯等新鲜布丁。在外就餐，或者和朋友一起吃饭时，一定要先问清楚。从商店购买已包装好的蛋制品也没有问题，因为它们是经过巴氏杀菌的鸡蛋（也就是说，通过高温杀灭了所有细菌的鸡蛋）。

> 我总会不小心吃上"坏"食物，比如帕尔马火腿、溏心蛋等。我发现它们都上了"禁食"清单，因此不免担心起来。但是一切安然无恙，所以我想下次碰到这种情况我就不会紧张了。
>
> **柯尔斯蒂**

机制冰激凌

怀孕期间最好不要吃机器制作出的软冰激凌，因为这一直处于低温状态，而且机器中很可能藏有细菌。这对机制冰激凌的忠实爱好者来说，确实是一个坏消息。如果确实嘴馋，还是吃纸杯冰激凌吧。

动物肝脏

人们认为过量摄入维生素A会引起胎儿先天畸形，而动物肝脏（以及肝酱、肝肠等肝制品）含有大量的这类营养素，因此官方建议不吃动物肝脏。但只有在食用了大量肝脏之后才会有危险，所以在怀孕前吃了，就没有必要担心。鱼肝油营养品也含有维生素A，只要不摄入过量就不会有危险。所以，再次强调，在怀孕前你吃了这些食物，不用担心。

> 在怀孕早期我在法国参加了一场婚礼……当时，我不想让大家知道自己怀孕的事情。可是身边全是美酒佳肴，还有鹅肝，我不想吃，可是不吃又怕别人问我原因。真是一场噩梦啊！
>
> ——费伊

生的（未经巴氏杀菌）牛奶或奶酪

我们知道这些食物都藏有细菌，比如李斯特菌、弓形虫和沙门氏菌，所以建议孕期不要食用这些食物。实际上，超市所有牛奶和奶制品都是经过巴氏杀菌的，未灭菌的牛奶一般只有专门的供应商才有（就是所谓的"绿顶"），很容易避免。山羊奶和绵羊奶及其制品，往往都没有经过巴氏杀菌。所以，如果你因对牛奶过敏或对牛奶消化不良而选择羊奶时，就要加倍小心了。

贝类

最好不要生食或吃未熟透的虾、蚌、生蚝，这些食物中残留的细菌，会引起食物中毒，比如沙门氏菌和弯曲杆菌（另一种常见细菌）。一般情况下，贝类做熟之后食用，或者作为热菜的一部分，都不会有什么问题。但以下几种情况还是要避免食用：摆出来的冷食，从鱼贩或小摊上购买的来路不明的食物，你不放心的成品三明治（从信誉好的虾肉三明治供应商如M&S那里买来的，应该问题不大，但最终还是由你决定）。

生鱼

关于孕期是否应该食用熏制的三文鱼、鲑鱼和鲭鱼，说法不一（因为它们是熏制，而非蒸煮的，所以是半熟的）。英国食品标准局（FSA）称风险很小，如果你还在犹豫，记住只要包装完好，标明有效期，你可以冷藏起来，尽快吃掉，这不会有问题。英国国民健康服务（NHS）指南认为熏鱼类食品是完全安全的，不过基本原则是你要注意饮食卫生，且经过烹饪，这样你就可以享用美味的熏三文鱼和奶油奶酪面包圈了。

寿司一般问题不大，因为经常提前冷冻，杀死了附着在上面的寄生虫。从超市购买或在家自制（首先冷冻24小时）都可以。在餐馆吃的话，肉可能是新鲜的，但没有经过冷冻，所以提前向商家确认。

> 我过去在日本居住，因此寿司是我最爱的食物之一。怀孕后我不再吃寿司，不过我发现日本女性怀孕后仍然吃新鲜的生鱼肉，而且没有任何问题。所以，我开始偶尔也吃一点儿寿司。
> —— 奈娜

油质鱼

一般而言，油质鱼是一种营养丰富的食物，富含欧米伽油脂，可以预防心脏疾病，促进胎宝宝神经系统发育，但建议孕期不要过量食用新鲜的金枪鱼（金枪鱼罐头不属于"油质"）、鲭鱼、三文鱼、沙丁鱼和鳟鱼等油质鱼，因为在这些鱼体内发现了污染物。英国食品标准局（FSA）指南推荐一周食用不应超过两次。

汞含量高的鱼

汞对孩子的神经系统造成损伤，所以最好不要使用汞含量高的鱼类，如鲨鱼、箭鱼和金枪鱼。适量的金枪鱼是完全可以的。英国食品标准局（FSA）建议每周食用不超过两块新鲜金枪鱼排或四罐金枪鱼。

新鲜酱饼

由于新鲜的酱饼都会在货架上摆放一段时间，而且吃之前无须加热，因此其中会藏有一丁点儿李斯特菌。但如果是罐装或真空包装的新鲜酱饼，那就没有问题。然而，肝酱不行，因为其中维生素A含量过高。

花生及花生制品

官方在这个问题上意见并不确定，因为相关研究正在进行之中，英国食品标准局（FSA）和英国国民健康服务（NHS）之类的机构希望待证据明确之后再发布全新的指导准则。在书面建议中两个机构均称，如果你怀孕了，而且属于过敏体质或者有湿疹等过敏症状，你"应该希望"远离花生及花生制品。如果你有这种情况，就应该告诉医生或助产士，经过认真的检查之后再做出决定。

烧烤和自助

细菌在温暖的环境中，在敞开的食物上繁殖得更快，所以要选择刚烤熟的食物，聚餐时也要注意一点，比如避免食用开口的沙拉酱、虾和冷肉等。

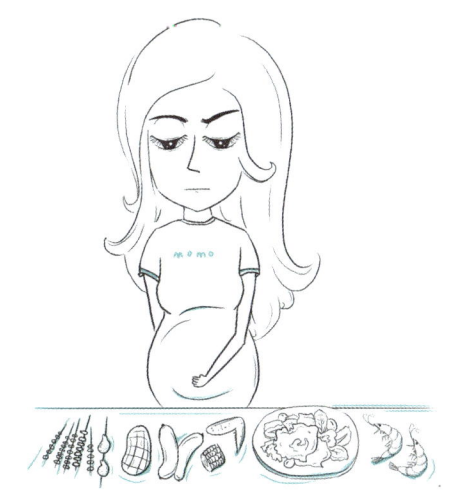

冷冻且未包装的熟食、餐馆食物和外卖

熟食,在这里特指冷肉、乳蛋饼、馅饼和沙拉等。严格来说,这些食物都不能吃,因为你不知道它们制作的过程是否卫生,但这不现实。从一些信誉好的商店或摊铺购买冷食,应该还是有保证的。如果你还是不确信,就请记住一点:现做的和完全做熟的食物都是可以的。

餐馆的熟食,要是带回家,先用烤箱加热一会儿,就可以放心吃了。甚至从不起眼的小店里买的外卖,只要你亲眼看见刚出锅,吃的时候会烫嘴,都是可以的。

节食食品和饮料、人造甜味剂

近几年,对诸如阿斯巴甜等人造甜味剂的负面作用,媒体进行了大肆报道。事实上,人造甜味剂就是人造的,里面包含了化学物质,而非自然生成的糖分。为了不丧失甜味口感,在过去半个世纪,节食行业使用它代替糖,以降低食物中热量的含量。如果你相信媒体的宣传,那么你就应该认识到它们对健康造成的损害,如癌症、中风、癫痫、胎儿出生体重不足、高血压等中,阿斯巴甜尤其声名狼藉,研究发现它和脑瘤有关系。

然而,欧洲食品安全局(EFSA)在2013年进行的一项研究确认,食用阿斯巴甜和癌症发病率增加之间关系不大,认为孕妇和儿童完全可以放心食用阿斯巴甜和其他甜味剂。英国国民健康服务(NHS)网站也认为,作为均衡健康饮食的一部分,甜味剂作用很大,它在保持健康必需热量的同时,允许你享受甜味的口感。因此,偶尔吃一点儿含有人造甜味剂的食物,也应该关系不大。但最终吃与不吃,取决于你。

怀孕能喝酒吗

孕期能喝酒吗

一般而言,当你知道自己怀孕之后,需要认真考虑自己是滴酒不沾,还是可以最大限度地少量饮酒(当然,如果你不知道自己怀孕仍然寻欢作乐,可以既往不咎)。2008年,英国国家卫生与临床优化保健研究所(NICE)和英国国民健康服务(NHS)的指南进行了修改,允许怀孕妇女少量饮酒,一周之内有两三次,可以喝上一两杯。2014年,指南再次修订时这一点没有变化,而且现在已经有了明确的"数据"指引,可以预料,这项内容未来会继续存在。

英国国民健康服务(NHS)官方指南规定:总的原则是,孕妇和计划怀孕的女性应当远离酒。然而,如果她们选择饮酒,为了将对胎宝宝的影响降低到最小,我们建议一周可以饮酒一到两次,每次不超过一两杯,并且不能喝醉。但规定中的警示显得空洞无力,帮助甚微,把做出决定的责任留给了你,你可以决定哪种方式对自己和宝宝更好,也要承担由此带来的后果。如果你心中有任何疑虑,或者可能引起你的担心(对孩子不利),在接下来的9个月里,最好将普洛赛克葡萄酒从你的购物清单中剔除。劝说你的另一半和你一起戒酒,否则如果他继续饮酒,会让你的努力变得更加艰难。如果晚上喝上一小杯酒,一周有那么一两次,这会让你感到愉悦,而且自己又抑制不住这种渴望,你大可不必顾虑,继续少喝点儿也无妨了。记得不要空腹喝酒,提前吃些食物可以帮助胃更好地吸收酒精。

> "天啊,我怀孕了!"我的第一个想法是自己太倒霉了,我无法再品尝为晚餐准备的美味的红酒了。
>
> —— 珍妮

> 我一直没有透露自己怀孕的消息,这让我感到非常压抑。我没有请过假,但是拒绝了一切社交活动,最后我老板猜到了,因为在圣诞聚会上我没有喝酒。
> ——贝拉

真相是医生也无法确定孕期的安全酒量。但他们知道现在女性比以前喝得更多,酒量更大,度数更高。因此,根据不同人的酒量,"一杯"酒有着不同的影响。

英国国家卫生与临床优化保健研究所(NICE)的指南建议,在关键的孕前期,一定要避免饮酒。对某些人而言,在一个花天酒地的周末之后,发现自己怀孕了,那时已经为时已晚。在你知道自己怀孕后,为了求得心安,你至少要在一段时间内,放弃饮酒的习惯,这会让你觉得"最安全"。

酒精通过胎盘从母亲的血液中传给宝宝,过量饮酒肯定有害健康。孕期大量饮酒(即一天喝下6个单位以上的酒,一次大约两大杯酒)的妈妈生下的宝宝患酒精综合征的可能性非常大,这种病会导致面部畸形、发育迟缓、学习和行为障碍等。同时,过量喝酒还会增大以下风险。

▶ 流产(孕早期);
▶ 宝宝的器官、神经系统和发育受到影响;
▶ 早产,或宝宝出生体重不足(这意味着宝宝更容易被感染或出现健康问题);
▶ 宝宝体弱,日后生活中更易生病;
▶ 死胎。

乍看起来,对那些无法接受需要40周滴酒不沾的女性来说,这个新建议是一个坏消息。

不过,幸好所有的官方机构都指出,没有证据表明孕期少量饮酒有害身体健康。也就是说，选择饮酒的孕妈妈一定要"适量"，一周不超过一两次，一次一两杯即可。

> **茱莉亚**
>
> 在蜜月开始前两天我发现自己怀孕了，这也就意味着以后不含酒精的鸡尾酒是我唯一的选择了。
>
> ---
>
> 怀孕后每天晚上我都要喝上一杯酒，而且自己也不会为此担心。我不会过量，只是品尝一杯美味。我认为自己没有做错任何事情。
>
> **凯特**

一个单位酒量是多少

葡萄酒	酒精度12%（单位）	酒精度14%（单位）
小杯（125mL）	1.5	1.75
标准杯（175mL）	2.1	2.45
大杯（250mL）	3	3.5

饮品	单位
330mL 瓶装 5% 啤酒	1.7
568mL 瓶装 5% 啤酒	2.8
25mL 装烈酒	1
35mL 装烈酒（酒吧常供量）	1.4
双倍装（50mL）烈酒	2
275mL 瓶装波普甜酒（ABV5%）	1.4

记住，有些葡萄酒的浓度比平均的酒精度数（ABV）要高，使一单位酒精

数量增多。想要了解更多信息，可以登录相关网站进行查寻，同时使用在线简易计算器。

怀孕要戒烟吗

怀孕期间要戒烟吗

怀孕期间要戒烟吗？要。如果怀孕时抽烟，流产和死胎的概率会增加26%；你感染并发症的概率也会大大增加，比如胎盘早剥；而且，早产（根据NHS的数据，吸烟母亲生下的宝宝，比不吸烟母亲生下的宝宝体重平均轻0.2kg）和宝宝体重不足的可能性也会更大。出生后，宝宝肺部功能很可能较差，会出现呼吸困难以及呼吸问题（如哮喘），或胸部和耳部感染。经证实，吸烟也是婴儿猝死的原因之一，所以怀孕后，马上停止吸烟是绝对必要的。

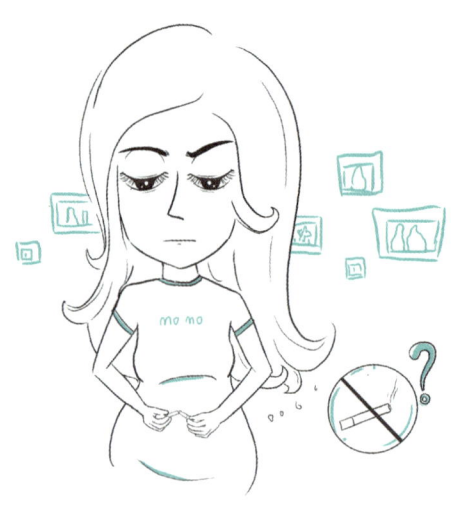

在发现怀孕前吸烟会有问题吗

如果是在发现自己怀孕之前吸了烟,你没有必要担心,这不会伤害到胎宝宝,因为上面罗列的风险是妈妈在孕期吸烟造成的。只要怀孕后及时戒烟,孩子就会没事。如果实在戒不了烟,一定要尽量少吸。戒烟方面你可以到专业的人士那里去求助,比如全科医生。

在孕期戒烟

怀孕是永远戒掉吸烟这个习惯的最好理由。许多女性发现这是停止吸烟的自然节点,甚至都不会再去怀念。因此,由于孕吐或者仅仅出于保持健康的考虑,使你产生了戒烟的冲动,一定要抓住这个机会。如果你的另一半也吸烟,要求他也戒掉:这不仅是对你的支持,也意味着你的家将成为无烟空间,对出生后的宝宝大有裨益。

获取更多有关戒烟的建议可以查阅NHS网站戒烟版块的有关内容,或者拨打NHS孕期戒烟求助热线。尼古丁替代疗法在孕期是免费的,但需要专业医生,比如你的全科医生或者当地戒烟服务机构专业人士,给予你适当的建议和评估后才能进行。总的来说,戒烟越早,对你和宝宝越好。

> 我已经想戒烟好几年了,但一直没有成功。怀孕对我而言是一个良机,因为我决心不能给我尚未出生的宝宝带来任何风险。所以,知道自己怀孕后,我立刻戒烟了,而且没有复吸。
>
> ——玛利亚

孕期用药需注意

常规药品

在你定期吃着治疗慢性病或长期疾病的药物时,比如糖尿病、哮喘或癫痫,一定要让医生知道你已经怀孕了(如果你想怀孕,也一定要告诉医生)。在没有得到医生的许可之前,不要私自停药。

非处方药

如非必要,一般不建议孕妇服用非处方类药物。但是,偶尔吃几粒推荐的对乙酰氨基酚(扑热息痛)或者治疗胃灼烧的嘉胃斯康等其他基本药物也无妨。如有疑问,在用药前请咨询助产士、医生或药剂师。不要认为中草药或替代品是"天然的"就没有问题,服用前首先咨询助产士。

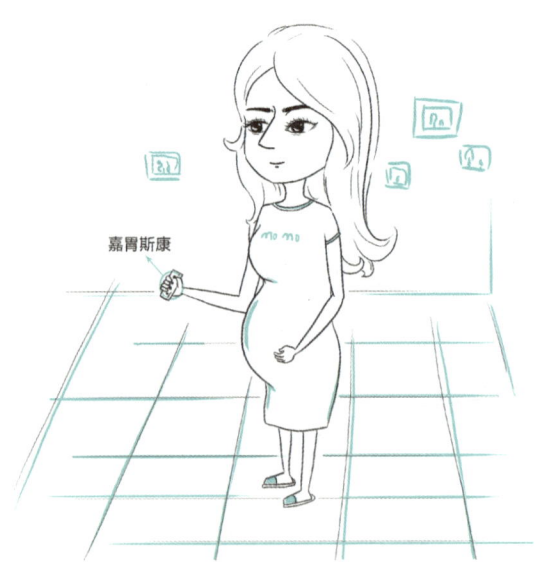

嘉胃斯康

违禁药物

除了对你的身体和精神造成明显的伤害以外，怀孕期间摄入任何违禁类药物一定会对宝宝造成伤害。虽然这方面的研究有所欠缺，但众所周知，经常食用大麻会使宝宝出生体重不足和后天发育缓慢的风险大大增加；服用快速丸会增大胎儿先天畸形的概率；吃摇头丸则会增加胎儿先天缺陷的危险。可卡因是一种对怀孕尤为危险的物质，因为它可以引发流产、早产或胎盘早剥，也会造成胎儿脑损伤、残疾，甚至是死亡。

在不知道怀孕的情况下，偶然服用一次违禁药物，对孩子造成的伤害可能性不大，但要告知医生或助产士，以便他们决定是否需要进行额外的检查。如果你已经上瘾，一定要尽快戒掉，并向助产士或医生坦白。他们不会（也不应该）因此歧视你。

咖啡因

你也许会想自己受到了那么多约束，至少可以毫无限制地尽情享受最喜欢的热饮吧？很可惜，不能！

英国食品标准局（FSA）——一家政府独立的食品营养机构建议：孕期每天摄入咖啡因的安全剂量是200mg以内。这相当于两杯速溶咖啡或一杯半啤酒的含量。当然茶、可乐和其他软饮料、巧克力以及某些药物也含有咖啡因，见下页表。幸好，英国食品标准局（FSA）指出，偶尔过量也无须担心，因为"威胁可能非常小"。

对多数孕妈妈来说，大自然自有办法改掉你根深蒂固的喝咖啡的习惯（而且也适用于饮酒和抽烟）：孕吐的折磨，会让之前你喜爱的茶和咖啡，变得像呕吐物一样让人生厌。

那么，喝咖啡因有什么危险呢？人们认为，饮用过量的咖啡因会增加宝宝出生体重不足的风险，从而出现一系列的健康问题，而且有证据表明，流产也与咖啡因摄入量过高有关。咖啡因摄入过量会引起或加剧一系列的健康问题，如哮喘、头疼、血压升高、脱水等，如果你在孕期不饮用咖啡因就可以避免这些问题。

> 我总是喝很多咖啡，怀孕之后突然我对咖啡更加渴望，工作时一天要喝上8杯。我很难戒掉，所以开始改喝不含咖啡因的咖啡，但味道差极了。
>
> 贝丽特

常见食物中咖啡因的含量	
一杯速溶咖啡	100mg
一杯鲜磨咖啡或过漏咖啡	140mg
一杯茶	75mg
一听可乐	33mg
一听功能饮料	80mg
一条50g的纯巧克力	50mg
一条50g的牛奶巧克力	25mg

其他"危险"行为

除了有关吃喝的大量注意事项之外,怀孕期间还应注意哪些事项呢?和饮食一样,有些活动的确存在风险(有时风险很小)。

美容和SPA

染发

这个话题争议很大,但没有确切证据证明染发损害胎宝宝的健康。有试验表明,如果染发剂通过头皮被血液吸收,可能会有副作用,但这是就非常大量的化学染发剂而言。所以,孕期染发基本上是安全的,对于那些宁愿在厨房中待上9个月,也不愿意让别人看见自己发根的人而言,这是个好消息。

但还是要记住,激素的变化会影响发质,所以你要考虑换一个与以前不同的颜色或产品。由于孕期你比平时更容易产生过敏反应,因此一定要先做测试。

如果你确实不放心,坚持"宁可信其有",按照有些专家的建议,在孕早期要避免染发,因为这时胎宝宝正在发育。或者,你可以选择挑染,这样染发剂就不会接触发根被头皮吸收,或者可以选择植物染发剂。真的要染发时,和平常一样采取防护措施,戴好手套,在通风良好的地方染发。当然,如果你正在孕吐,你会发现染发剂的味道比你发根的颜色更让人反胃。

人工日晒品和日晒床

有专家建议说不要在孕期使用日晒用品,因为此时皮肤更容易过敏。所以,只要先做皮肤试验,应该就没有问题。尽管大部分日晒用品都是安全的,但还是有一些用品你应该避免使用。

日晒用品中的活跃成分通过皮肤表层细胞产生作用。涂抹到身上之后就像是一层慕斯或奶油,不会被血液吸收。但如果你使用喷剂或者人工晒身箱,有可能会吸入一些活性成分,但尚不明确吸入日晒喷剂会对你和胎儿造成何种不利的影响。

为了安全起见,整个孕期都不能使用人工晒身箱,坚持使用可以涂抹的日晒用品。如果确实无法舍弃你喜欢的品牌,而且要在家使用喷剂,记得一定要在通风处使用。

使用日晒床也不是一个好主意,部分是因为有研究表明叶酸缺乏与过量紫外线照射有关,另外一部分是因为激素水平会影响皮肤色素沉淀,也就是说使用日晒床(或者进行日光浴)可能会长黄褐斑。

桑拿、热水澡、蒸汽浴或按摩浴

温度过高会导致体温上升,这种做法是不推荐的,一方面是因为这可能会加速宝宝的心跳,另一方面是因为影响血压,可能会引起头晕或昏迷。也有证据表明过热与胎儿神经系统损伤有关。

基于上述理由,一般建议孕妈妈在洗澡时水温不宜过高,锻炼也要注意不能过量。因此,热水澡之类的最好还是避免,如果你就是喜欢泡热水澡,一定要水温适中,体感舒适,不能把皮肤泡得发红。

香薰疗法

这是帮助放松和缓解怀孕小症状的好方法,但是有些精油并不合适,甚至是非常危险的。最好由在芳疗委员会备案的合格从业者为你提供服务。

在家里

园艺

因为土壤中可能会藏有弓形虫,如果你用手接触土壤就有可能会感染,但概率很小。戴上园艺手套,并且在完工之后洗手,就没有问题了。

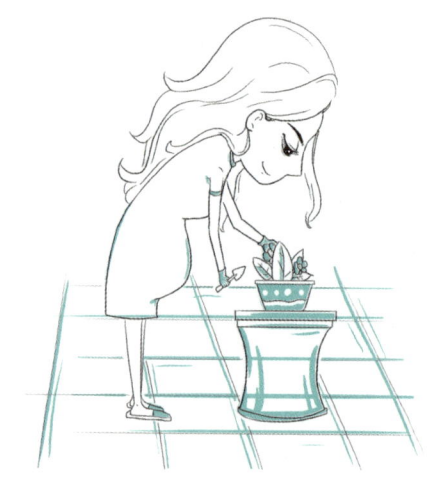

接触涂料

水基家用涂料（如乳胶）不会对胎儿造成伤害。但是，英国国民健康服务（NHS）指出，并没有足够的研究可以证实这一点，并建议即便风险很小，在孕早期也应当避免接触涂料。

与水基涂料相比，溶剂型涂料、亮光漆和刷具清洁剂造成伤害的可能性更大，所以建议不要为了创意而使用这些东西。同样，也不要清除旧涂料，因为回溯到20世纪70年代之前，涂料有时会添加带有毒性的铅。

家居化学品和清洁用品

这是另一个盲区，没有明确的证据证明其危害性。然而，为了安全起见，远离那些强力杀虫剂和灶具洗洁精之类的用品，还是非常有必要的。不过话说回来了，谁愿意怀孕了还去做家务清洁呢？

接触动物

猫的粪便中可能藏有弓形虫，所以即使想帮助它，也不要去倒它的垃圾盘。如果必须倒，就一定要戴上橡胶手套。一般细菌都存在于动物粪便之中，所以与宠物接触之后也应当洗手。

户外活动

航空旅行

如果怀孕期间没有并发症，完全没有理由不乘坐飞机。但如果在孕早期，由于孕吐正在折磨你，乘坐飞机可能会让你更加难受，或者在孕晚期，你恰巧在飞机上分娩，这至少会让你有点儿尴尬。在这些情况下，还是避免航空旅行为好（如果你有血压或者出血问题，或者患有糖尿病等疾病，一定要先征求医生意见）。一些航空公司会对28周以上的孕妈妈非常谨慎，可能会拒绝其乘机，或者要求医生出具证明确认你适合乘坐飞机（航空公司政策各异，所以在订票之前一定要先行咨询）。怀孕期间，深静脉血栓（DVT）发病率会升高，所以建议在飞行过程中要多来回走动，可以考虑穿上护腿长袜——看着不好看，但却非常实用。

旅途中要谨记在心的事情是，无论目的地是哪儿，当飞机降落之后，你和宝宝都可以得到良好的照顾，如果一旦早产，你也愿意留在当地。你应当仔细看看保险合同中的规定，确保在发生意外早产的情况下，可以覆盖怀孕和新生儿的护理费用。

登山、滑雪和热气球

所有这些活动我在孕期都照常进行，但常识表明一些活动并不适合孕妇。怀孕之后会影响平衡感，而且会影响很多行为，出于安全考虑，还是有必要避免一些活动，尤其是那些会对你的腹部造成下坠和冲击的动作更要避免。官方建议是避免这些消遣活动，因为高纬度意味着大气中含氧量变化，可能会引发流产。潜水是另外一项需要避免的活动，因为有证据表明这可能会导致未出生的宝宝患上减压病（也就是常说的潜水病），增加流产的风险。

主题公园骑行

骑车时急刹急停，会损伤子宫，因此最好不要骑行。在玩水滑梯时也应该当心，大多数泳池都有警告牌来撇清责任的。

工作中

使用电脑

没有证据表明，日常使用电脑会对宝宝造成伤害。真是可惜，不然这就是怀孕期间不用工作的好借口了。下一章会详细讲解工作之中的风险。

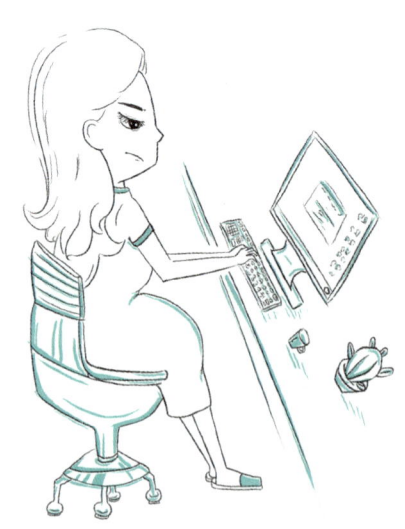

X射线

在大多数情况下，医用X射线的危害性很低，如果你必须检查的话，并不意味着会对胎宝宝造成损伤。然而，医生会建议，若非紧急情况拍X射线，可以在生完孩子之后再进行。如果牙医要为你进行口腔照射X射线，他会在你的腹部盖上一个防辐射围裙。

适度活动锻炼，有助于分娩

如果你本身就不喜欢运动，这时让你坚持锻炼肯定是强人所难，但是怀孕并不是一个停止锻炼的好时机。事实上，如果你还不习惯锻炼身体，怀孕之后可以开始做一些轻缓的运动，这是治疗孕期各种疼痛的好方法。无论是身体上还是精神上，都会让你感觉非常放松。

锻炼不仅可以提升你身体的综合素质、灵活性和健康，还能帮助你放松心情、减缓疼痛、改善睡眠、减轻便秘，进而为后期的承重、分娩、照顾宝宝做好体力上的准备。研究表明，孕期保持健康会缩短分娩时间，减少产后并发症的发作，也会降低某些孕期并发症的发病率。

如果怀孕前你就喜欢宅在家里，现在并不是开始大量运动的好时候，可以做一些轻缓的锻炼，比如散步、游泳，或者为分娩特制的项目，比如分娩操或产前瑜伽。

如果你健康状况良好，只要感觉舒服，可以继续保持以前的运动量，但要记住保持健康是最重要的，绝对不要强化训练。至少，你不是宝拉·拉德克里夫（英国著名长跑运动员）。即便是她，她在怀女儿时也要降低训练的强度。

幸好，宝宝不会允许你过度运动，因此你要听听他是怎么说的，如果你累了，降低速度或者停下来；遇到任何问题，比如出血、眩晕，在继续锻炼之前要征求专业医师的建议。如果你是一个健身达人，或者喜欢四处漫步，你必须清楚现在一周4次以上的运动对你而言太多了，一定要减少强度和频率。或者你可以像潮妈妮可一样，在怀孕14周的时候参加三项全能比赛……只要你的身体适应即可，但我仍然不推荐你在怀孕期间进行三项全能训练。

> 尽管怀孕的女人都爱抱怨，我还是不得不说自己运动过量了。直到34周我还在做杠铃操，这让我非常难受，每天早晨醒来，小腿都会抽筋。
> ——梅丽莎

锻炼前要做热身操，锻炼后要做平静操，它们都可以减少受伤的可能性。对于锻炼的人而言，一双好运动鞋是非常必要的。

无论你的身体素质如何，每天都做一点儿运动肯定是明智之举，或者至少锻炼一下你的盆底，你的膀胱也会感激你（而且，你的另一半也会因此受益）。

什么样的运动合适

如果你的身体可以适应，在孕期做一些常规的有氧（心肺）运动——加快心率的锻炼，比如快走、跑步、跳舞、低冲击有氧操都非常不错。如果之前你从来没有做过这些运动，或者虽然以前做，但现在身体礼貌地告诉你要慢下来，那就坚持以平常的速度（但要轻快）步行或者游泳，这样可以锻炼你的心脏和肌肉。

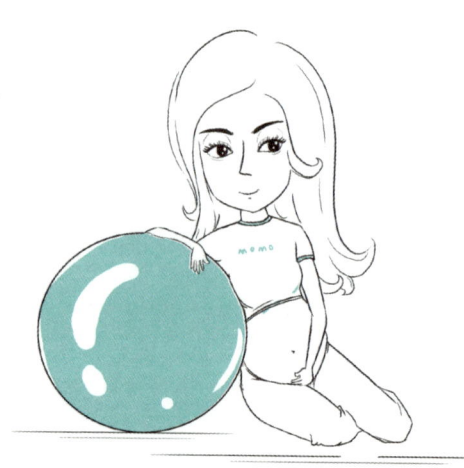

游泳是强烈推荐的一项孕期锻炼,水的浮力可以支撑你和你的大肚子,而且冲击力小,所以不会对你造成伤害。然而,蛙泳的腿部动作会对背部下方和骨盆产生压力,尤其是当头露在水外时更是如此,所以这些部位疼痛时,最好换成自由泳或仰泳。

如果不喜欢出汗或弄湿身体,你可以选择做一些瑜伽或普拉提之类的力量保健训练。这可以改善肌肉的紧张度和灵活性,但是不会增强你的心肺功能(理想的状况是,两者可以兼顾)。这些锻炼对孕妈妈尤为有益,可以帮助强化骨盆底和小腹上的"核心"肌肉,同时也是放松身心的好方法。有一些姿势和动作不适合孕期做,所以要找一个专门为孕妇开设的培训班。

如果你愿意待在家里做一些舒缓的力量保健练习,可以每天试着做骨盆倾斜运动。

- ▶ 双肩和臀部靠墙站立,保持膝盖放松。
- ▶ 倾斜骨盆,使背部扁平靠在墙上,坚持4秒,保持呼吸,重复10次。

或者你可以试试"猫式"孕期瑜伽。

- ▶ 四肢着地,双手置于肩膀下方,轻轻收腹,背部平直。
- ▶ 收紧腹部,倾斜骨盆,使臀部向下收拢,背部向上拱起,头部下垂。
- ▶ 坚持数秒,恢复至初始位置,然后重复几次。

爬楼梯

许多孕妈妈没有时间、精力或动力去做正式的锻炼。如果你是一个无论何时都讨厌运动的人,那在感到难受、沉重或疲惫的时候,更不可能改变自己。但是,如果没有别的事情可以做,至少在生活中做几项甚至你自己都未曾发觉的小运动——爬楼梯而不是坐电梯,只要有时间就尽量多爬楼梯,这可是便捷、安全、免费而又不费力的孕期健身之道。

锻炼有风险吗

孕期运动最大的风险就是受伤。然而，在孕早期，你的体温升得非常高，会伤害到宝宝正在发育的神经系统，不过这种可能性极小。然而，你也不太可能拼命地运动，使自己的体温升高到那个程度，因为在孕期，你的体温被设定在比平时较低的水平，提供了自然的安全防护机制。

即便如此，在运动前、运动中和运动后，一定要喝足够的水，穿合适的衣服，不在酷热、潮湿的天气里锻炼，避免身体透支。

为了安全起见，任何剧烈的运动都不应该在考虑之列。

什么时候不应该运动

如果你患有慢性病或者孕期出现并发症，还是不运动为好。如果出现任何病症，你都要停止运动。若有疑问，可以咨询医生或助产士。一般而言，如果你出现下面一种或几种病症，就应当停止运动，并且立即向医生或助产士寻求建议。

- ▶ 头晕目眩；
- ▶ 头痛；
- ▶ 运动或锻炼时气短；
- ▶ 胸部疼痛或心悸；
- ▶ 腹部、背部或私处、骨盆疼痛；
- ▶ 肌肉乏力；
- ▶ 腿部疼痛或肿胀；
- ▶ 子宫收缩引起的疼痛；
- ▶ 胎儿活动减少；
- ▶ 羊水渗漏；
- ▶ 阴道出血。

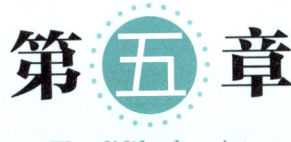

第五章
The fifth chapter

怀孕与工作，两者可以兼得

孕期的权利和义务

对我们许多人而言,当事业一帆风顺,大好前程尽在掌握之时,怀孕却意外到来,你必须考虑中止在此之前自己一直为之奋斗的事业,这难免会吓到你,让你不知所措。当然也会有另一番思考,你会对这从天而降的好事感到兴奋,期盼着可以从中欢度一个"假期"。因为很多人认为怀孕等于度假,这是一个非常普遍的错觉。我敢肯定,当你产后经历过一段混乱不堪、一地鸡毛的日子,宝宝每时每刻都完全依赖于你的照顾,你一定会觉得工作就像度假一样轻松。

重要的是,本章的内容会告诉你,你所拥有的劳动权益,以及在未来几个月内你可以得到的东西。此外,你还会找到下面这个问题的答案:当你选择在生完孩子后回归职场,如何将自己的事业延续下去,不去破坏它,从而把工作做得更好。

> **黛比**
>
> 上班的日子还是不错的。我和一位关系非常要好的同事几乎同时怀孕了,我们成了一个被贴上怀孕标签的小团体,但周围人的评论让我们非常吃惊。人们似乎认为他们可以对我们妄加评论。
>
> ---
>
> 最有趣的事情是回答年轻同事们的各种问题,他们仍然在为工作殚精竭虑,对怀孕非常排斥。她们装作很感兴趣:很多人最经常说的话是"哇,你的肚子变得越来越大了"。他们还会问你生完孩子后你是否计划回来工作(或许如果你不回来工作,他们就可以获得升迁)。
>
> **贝卡**

无论你的事业多么重要,怀孕都会让你的职场变得黯淡无光。当然,世界并不完美,你需要做出选择。在多数情况下,直到产前1个月左右你才会开始休产假，而在此之前，你必须应付好工作，尽力处理好怀孕带来的身体和精神上的种种不便。

对于即将到来的产假，你可能会觉得心里不踏实，你想知道当你不在的时候谁会代替你的角色把事情处理好——更糟糕的是，接替你岗位的同事的工作做得比你还要出色。或许，你不得不向你一直为之奋斗的升迁吻别——甚至认为这将是你职业生涯的终点。这些顾虑完全可以理解——为了写作本书，在和潮妈们一起讨论时，我将对职业生涯的担心排在产后顾虑的首位。往往是当你凭借自己的能力和经验到达事业的巅峰之时，你不得不中断，更别提对你收入的影响了，而男人们从不会面临类似的职场中断。所以，让我们直面这个问题吧。

你的老板和同事们的态度不可避免地影响你在怀孕期间处理事业的方式。如果我们生活在一个理想的世界，每一个怀孕的女性都应当获得她的经理和同事们的尊重、支持和谅解，但令人伤心的是，对一些人而言，现实是如此不同。

何时告诉老板你怀孕的消息

如果你不愿意，你可以不用告诉老板你已经怀孕了。但是，在怀孕25周时，你必须告知他这个消息。事实上，让老板知道得越早越好，这样的话他就可以做一些必要的安排，并对你进行风险评估。如果你还没有做好让其他同事知道的准备，你可以让老板为你保密一段时间。但是，如果同事们发现你总是脸露倦容，霸占着厕所，不再是周五一下班第一个冲进酒吧的人，那么你的小秘密就保不住了。

> 同事们都非常支持我，大家纷纷来向我道喜。我没有感到被边缘化。我认为工作对我起到了帮助作用，我敢肯定，如果一个人待着可能会让生活更加艰难。
>
> 艾利

当你和老板坦白时，你要告诉他预产期，你希望什么时候开始休带薪产假。

公司可能会要求你提供书面申请,你还需要提供怀孕证明。比如,在英国,你的助产士会在第21周后为你开具证明,上面会显示你的预产期。你的雇用单位必须在28天内书面确认你返工的日期。他们必须给足你12个月的产假,除非你告诉他们你不愿意再回来工作了。你可以告诉老板,你是否会提前回到工作岗位(不用担心,这不是一成不变的,只要你愿意,你可以随时改变主意,不过你需要在更改的返工日期前8周通知公司)。

许多女性选择等待,观察一下周围人的感觉。不过,一旦你肚子里有了宝宝的陪伴,你会发现自己更喜欢待在家里享受亲子时光,而不是按照原先计划的那样回去工作。这时,你会再次发现以前上班的日子是多么简单,难免会有点儿想回到过去的生活。又或者,你会算一笔经济账,结果发现自己财力不足,除了回去工作,没有其他选择。

> 在我面前大家都很友善,但是也有些非议,比如经理说:"怎么会发生这样糟糕的事情?"我想让大家和以前一样对待我,我想……我有很多工作要做,我让大家知道一切都没有改变,他们可以闭嘴了,我猜他们已经知道我意识到了这一点。
>
> ——乔安娜

法律权利——产假和报酬

接下来的内容简要介绍了你作为一名怀孕的劳动者享有的法律权利。这是一个非常复杂的问题,由于每个人的条件不同,因此享有的权利也因人而异。

如果你的人事主管乐于助人，或者你的老板知识渊博，而且他们愿意遵守法律的规定，那你真是太幸运了。否则的话，你需要做一些功课，以确保自己的权利不受侵害。

带薪产假

在英国，所有怀孕的劳动者有权享受长达12个月的产假，无论你在一个公司全职工作的时间有多长，或是兼职。前26周产假被称为基本产假（OML），你可以在预产期前11周开始休基本产假。从医学角度而言，在预产期前8周开始休产假比较合适。部分女性希望尽可能延后休假，这样在宝宝出生之后，她们就有更多的时间陪他。

在你决定产假的开始日期之后，如果由于某些原因需要更改时间，你应当提前28天通知公司（一些老板会做好准备，采取灵活措施安排好你不在期间的工作）。如果在预产期前4周，因为与怀孕有关的医学原因导致不得不休息的，视为你自动开始休基本产假（OML）。如果你在计划休假日期前分娩，产假从分娩之日起开始计算。

产假期间你仍然可以享受劳动合同规定的福利（比如健身房会员），公司必须继续为你发放津贴。产假并不影响你的正常休假待遇，很多人选择把正常休假与产假连起来，以延长产后休息的时间。

如果你在工作期间怀孕，并且你的薪资高于每周112英镑（约合952.40元人民币），你有权享受法定产假福利（SMP）。这部分费用由公司承担，包括：前6周，每周的薪资是你周平均工资的90%；后33周，每周固定薪资是139.58英镑（约合1 187.34元人民币）。如果周平均工资的90%低于这个固定标准，按照周平均工资的90%支付，即"就低不就高"。值得提醒的是，如果你休满12个月的产假，最后3个月是不带薪的，公司不会为你支付工资。

一些公司会有自己的产假薪资标准，支付标准会比法定标准更高。然而，如果要享受这个标准，前提是你必须在这个公司已经工作达到一定的年限，而且还要在产假完毕后回到公司再工作一定的时间。如果你决定休假完毕后不再回公司工作,以便有更多的时间和宝宝在一起,你必须向公司退还一部分已经享受的福利。

在某些情况下,你不能享受法定产假福利(SMP),比如怀孕后开始工作的、临时工、个体经营者、无业或者低收入者。在这些情况下,你可以申领怀孕补助,目前的标准是每周139.58英镑(约合1 187.34元人民币),或者周平均收入的90%,以低者为准,共计39周。这部分费用由政府承担,你需要填写申领表格,你可以从英国政府的工作及养恤金部的官网下载这个表格。

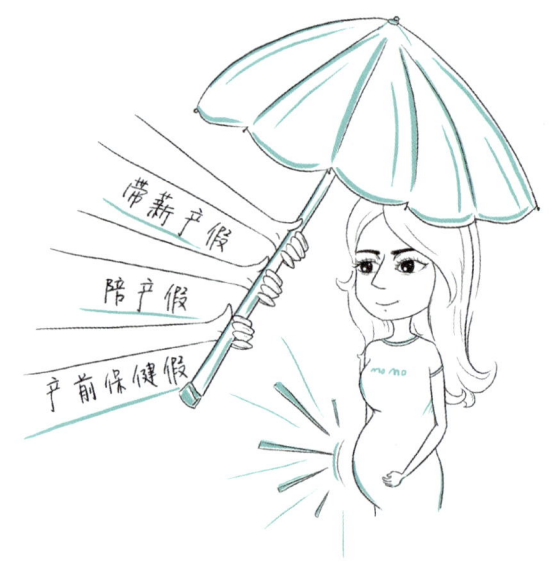

如果你不清楚自己享有哪些权利以及如何行使这些权利,可以登录政府相关官网进行查询。

> 当我在休产假的时候,我申请职位升迁,但却无缘无故被淘汰,紧接着我的岗位被调整,我不知道自己的工作岗位是什么。我所在的公司非常灵活和包容,但即便如此,为人父母的员工想要享受同等的待遇,还有很长的路要走。
>
> 贝拉

陪产假

2015年4月，英国新法案生效，规定父母双方可以分享产假。新法案废止了"补充产假"，规定产假可以在父母双方之间进行分配，父亲最长可以休26周的产假照顾孩子，母亲在孩子出生20周之后回到工作岗位。现在，符合条件的父母可以在不同的时间段休假，或者在同一时间段内一起休假，但最长不超过50周，其中37周是带薪休假。但孩子出生后的两周，必须由母亲休产假，之后就可以和父亲一起交替休假了。

父母之间可以灵活掌握如何分配50周的假期——可以一个人连续休假，也可以两个人分别交替休假。例如，母亲可以在生产之后休10周的假，剩余的40周假期由父亲决定如何分配。母亲可以选择再休30周的假，父亲休假10周，或者两个人分别休20周，或者两个人同时休20周。

与旧政策的区别在于产假不必一次性休完，可以由母亲一个人选择享受全部的假期，不必只休基本产假（OML）。在孩子出生后的第一年，父母一方最多可以分3次休产假，但每次必须提前8周告知公司。母亲一方可以在孩子出生前就告知公司，自己不准备休完全部的52周产假，而是要将其中一部分假期分给丈夫。这样的话，丈夫就可以在孩子出生后前几周，与妻子一起享受假期。

享受这种分享假期的前提是，父母一方截止到宝宝出生前的第15周，已经连续在同一家公司工作26周以上；另一方在宝宝出生前66周内，至少已经工作26周，且66周中有13周的收入不低于每周30英镑（约合267.28元人民币）。从事个体经营的父母，或者父母一方在怀孕期间无业的，也符合条件。

目前这种分享产假的薪资标准是每周139.58英镑（每一个财政年度会进行微调），或者平均周工资的90%，以低者为准。这个标准与法定产假福利（SMP）相同。唯一的区别在于在前6周，法定产假福利（SMP）的标准是周工资收入的90%，没有上限。有些公司提供的待遇高于这个标准，但法律对此没有要求。

分享产假的带薪时间仅为37周，剩余的13周，公司是不用支付工资的。想要了解更多信息，可登录相关网站进行查询。

产前保健假

公司必须给予你产前检查的时间,如果助产士或者全科医生建议,甚至还包括产前休息和培训假。如果公司对此有疑问,可以提供预约证明或者医生出具的假条。

你的健康和安全

根据法律规定,用人单位必须采取一切措施确保员工怀孕期间的健康和安全,如果怠于履行,会被自动认定为性别歧视。一旦你以书面形式告知用人单位你怀孕的事实,单位必须根据你的个人情况进行详细的风险评估。如果发现任何风险,单位必须如实告诉你,并且说明采取何种措施避免使你陷入危险。你应当确保公司知道助产士或者全科医生为你提供的医疗建议,最好能出具书面说明。显而易见,根据工作性质不同,孕期健康风险也不同。下列工作可能存在孕期健康风险。

- ▶ 长时间站立或坐姿;
- ▶ 工作压力大;
- ▶ 长期操作电脑;
- ▶ 工作时间长;
- ▶ 精神和身体疲劳;
- ▶ 抬举或搬运重物;
- ▶ 暴力威胁;
- ▶ 暴露在以下情况之中:传染性疾病、铅、有毒化学物质、放射性物质、过度噪音、极端温度等。

如果存在风险,你的工作条件或时间无法起到保护作用,用人单位必须在同等的待遇和条件下,为你调整工作岗位。如果调整之后仍然无法起到保护作用,你可以享受带薪假期，直到公司满足保护条件为止。如果你认为自己的需求没有得到满足，一定要说出来。你可以直接和你的老板、人力资源部门主管或者工会代表谈谈。如果你找不到投诉的地方，可以联系咨询调解仲裁委员会（ACAS）或者健康安全总署（HSE）等机构来寻求帮助。

科学应对工作压力

如果你从事的是高压力的工作，难免担心这会影响你的宝宝。幸运的是，尚未出生的小家伙适应能力非常强，可以感受到你的情绪波动。

严重或长时间的压力可能会引起血压升高，进而导致孕期并发症。因此，如果来自工作的压力确实让你非常难受，尤其是引起你身体不适，比如失眠、头痛等，那么你就应当告知工作单位，他们有责任保护你在工作期间的健康和安全。他们应当负责消除带给你压力的因素，如果可能，还可以相应地调整你的工作环境或时间。

如果你认为公司不体谅你的处境，告诉助产士或医生：他们会为你签发假条，让你休息一段时间（你的老板可不会喜欢，但他必须批准你的请假）。

总是疲惫，如何应对

怀孕期间工作时，感到筋疲力尽是非常普遍的现象，也是最难以克服的问题。不幸的是，在大多数工作中，你必须在工作时间保持站立的姿势，而此时你最喜欢的是躺下休息。在孕前期，随着激素的上升，你会产生难以抑制的睡意。到了孕后期，你会总想着一动不动，总会有不想运动的念头。如果你在睡眠上存在问题，情况就会进一步恶化，对大多数孕妈妈而言都是如此。自然地，如果你从事体力劳动，或者一天中的大部分时间都站着，你会感到更加难受。

如果每一天都让你挣扎不已，就趁中午"小憩"片刻恢复体力吧（小睡15~20分钟比较合适，刚开始时如果时间太长，你反而会更加难受）。理论上，公司有义务为你提供休息场所，但实际上很难实现。至少，一把椅子、一张桌子或者其他能让你趴着休息一会儿的地方，会比什么都没有好得多。

你会发现，下班之后，除了窝在沙发里，任何其他事情都无法让你满足。正如潮妈娜奥米回忆道："我感觉自己身体完全被掏空了，在孕前期感觉尤甚。每天工作结束之后我都瘫倒在床上。"

工作日结束后的晚上，不要安排多余的活动。花时间看部电影休息一会儿，泡个澡，做一些伸展运动（或者让你的另一半为你做做按摩），尽可能早点儿入睡。

让自己舒适

怀孕期间背疼和骨盆疼痛非常普遍，长时间坐或站会加剧疼痛。长时间的坐姿会增加下肢深静脉血栓（DVT）的风险，以至于站起时会感到眩晕或头晕眼花。所以，工作时一定要让自己尽可能地感到舒适，这一点至关重要。可以根据自己的需要，做一些常规的休息，比如四处转转或坐下来休息片刻。如果是站着工作，一定要穿上最舒服的鞋子；如果是坐着工作，至少每一个小时离开工作台休息一到两次。

确保你的座椅处于让你舒适的最佳位置——如果现有的座位空间不足或者让你感到不适，你可以申请配备一套新的桌椅。

> 我们公司的桌子很高，再加上旋转的高椅子，想让我的大肚子保持平衡不滑到地上简直是笑话。最终，我得到了一张低桌子。谢天谢地！我的工作还需要坐飞机出差，不过最后不再出差了。
>
> 凯特

晨吐的困扰

创造"晨吐"这个词语的人肯定没有切身的经历，因为孕期通常一整天都在呕吐。不幸的是，你几乎无力阻止这种孕期反应的发生，但大多数情况下，呕吐都非常轻微（如果是持续性的呕吐）。

> 我的孕吐非常严重，但早上从来不吐。这种呕吐比任何女性酒后呕吐都要严重，常在下午5：00—7：00时达到峰值（这让下班回家的路途异常艰难）。除了深呼吸和祈祷呕吐快点儿过去，我对此无能为力，还好呕吐在6周之后终于结束了。
>
> ——黛比

一些老板对孕妈妈呕吐缺乏体谅（也包括其他与怀孕有关的状况）。然而，法律规定在职场中不得歧视孕妇——与怀孕有关的请假应当视为与普通请假无异（但在你开始休产假的前4周除外，在这段时间，如果你请假，公司可以将其视为你因怀孕而请假）。

> 我不得不如实告诉我的生产线主管，在孕前期我需要请假休息两周，因为我呕吐得太厉害了。
>
> ——碧翠丝

如果你确实因为呕吐需要休息，可以要求助产士或全科医生出具假条，向公司请假，因为正在怀孕的你因此周身不适。谨记：如果在孕期生病，不要被公司的规章制度所羁绊而不去请假。如果被拒绝，你可以申请劳动调解。

如果你因为晨吐而深受失眠困扰，那么保守怀孕的秘密正是造成这种状况的罪魁祸首。我第一次怀孕时由于晨吐不得不放弃常规的早餐：熏肉三明治和一大杯黑咖啡，工作日我的早餐改为了普通白吐司面包和一瓶利宾纳。

科学应对"怀孕脑"（健忘症）

并没有充分的科学依据证明"怀孕脑"的存在，这多出自民间传说。你可以问任何怀过孕的女性，她们都会毫不迟疑地告诉你自己当时是多么的健忘。事实上，来自一组澳大利亚专家的最新研究表明，怀孕期间女性的认识能力是提高的。

抛开理论不讲，其实在怀孕期间，你的脑海中装满了各种事情，而且身体承受着折磨，还有其他症状困扰着你，所以你经常会出现"断片儿"的情况。

我们不必为"怀孕脑"而自责。你可以为要做的事情列出一份详细的清单，随时按照清单执行——无论如何，要让自己多休息。如果你确实感到非常难受，可以征得同事们的谅解，告诉他们无论是精神还是身体，你都非常疲惫。

> 我认为我在工作中最大的挑战就是证明我不存在"怀孕脑"，我可以和怀孕之前做得同样出色，不想让同事们认为我是一个怀孕的人，我很疲惫。
>
> 茱莉亚

通勤之苦

当你怀孕之后，上下班的路途对你而言就是一段魔鬼旅程。在孕晚期之前，我几乎每天都骑自行车上下班，但之后我不得不开始乘坐地铁。我不得不扛着大肚子每天乘坐拥挤的地铁,尽管我显然是一个孕妇,而且身上带着"孕妇"的徽章,可是很多乘客会选择性地忽视我的存在,不会让出自己的座位,直到我请求他们让座,或者站在他们面前沉重地谈起怀孕或者用手抚摸肚子。

请记住,老板不能让你过度疲劳或者压力过大,如果上下班耗费你太多的精力,你可以向公司申请调整上下班时间,避免早晚高峰,这是你应有的权利。如果可行,你还可以申请每周在家工作一两天。

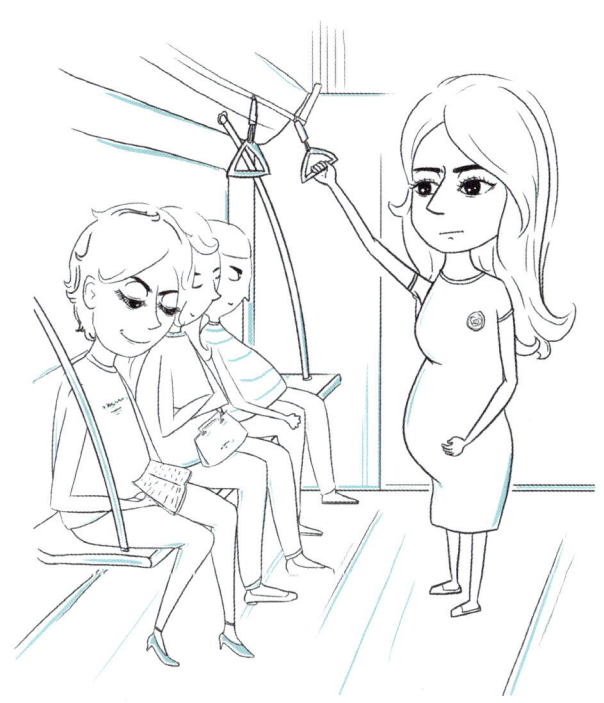

乘坐公共交通工具

怀孕时在公共交通工具上找到一个座位是对你最大的考验之一。讽刺的是,在孕前期以及孕中期的大部分时间,当你最需要座位时,乘客们会认为你是一个胖子,而不是孕妈妈,而且很少有人会主动询问你是不是怀孕了。不幸的是,即便一眼看出你真的怀孕了,有的人也不会仁慈地让出座位。如果没有人理会,你可以直接请乘客让座。伦敦地铁会提供"孕妇"徽章，为的是提醒乘客，他们身边有孕妇。你可以申领徽章，或者直接在网上购买。

独自开车

如果开车上下班，一定要确保驾驶座位舒适。如果后背疼，可以在座位上垫一个小垫子，为背部提供支撑。

如果路途较长，途中可以休息几次，歇一歇也是不错的选择。

当你肚子足够大的时候，你可以买一个"孕妇专用安全带"，并将这种安全带固定在你的腹部下方，可以轻松地锁上和解开，使你和宝宝更加安全和舒适。

如果你的老板并不友好

一些公司因为有孕妈妈，所以知道如何正确处理与她们有关的事情，但也有一些公司没有这方面的经验。即便你尽力遵守游戏规则，你仍然可能感受到恶意以及缺少支持的无助，这会让你心情沮丧。"我的老板总是非常苛刻，我怀孕之后他变本加厉了——所有事情都是我的错，"潮妈玛丽坦言，"他知道如何使唤人，所以我总是在不停地来回走动，一刻不得闲。还好其他同事帮我完成了工作，事情才得以解决。真是谢天谢地。"

如果你所在的公司管理欠佳，你就要试着将无助的念头抛之脑后，尽你所能地专注于手头的工作。想想你的孩子，提醒自己这只是漫长人生之路中的一个片段，任何其他事情都不能妨碍你实现自己的终极目标。就像玛丽一样，暗暗发誓，不能让它击败你。"有好多次严重的晨吐影响了我正常工作，"她说，"但我设法坚持了下来，继续工作。"

总而言之，提醒自己，法律是站在你这一边的：如果你对自己受到的待遇不满，就要弄清楚自己享有的权利，然后勇敢地和老板谈一谈。

如果你自己是公司老板或者是个体经营者，工作多长时间以及休假多长时间对你而言都不是问题。你可能需要坐下来，做一个总结，问自己几个问题：比如产假补助能否养活你，如果可以的话，能养活你多长时间？你需要照顾自己，而且确保自己的健康和安全。当然，自己当老板的好处就是，当你需要，你可以在整个上午都休息，或者在午饭后关掉电脑，美美地睡个午觉。

希望返回职场吗

尽管你可能还没有准备好对未来的生活做出决定，但是就工作而言，你还是要认真思考一下。即使当下你已经有了自己的想法——也许确定自己不想再回到职场，也许认为自己不适合做全职妈妈，但是，很多女性会改变主意。所以，无论如何你还是在脑海中做一个通盘考虑——而且要对未来保持开放的态度。

如果你知道或者认为自己会在孩子出生之后的某一个时间点返回工作岗位，那么你需要解决的一件事情就是如何带好孩子。现在开始考虑这个问题都不算早，因为很多好的幼儿园和托儿所总是人满为患，排队者众多，而且你需要了解收费标准，以便提早做出预算。

"保持联系"期

如果你有意，而且公司也同意，你可以在产假期间回到公司工作10天，而且是带薪的。这被称为"保持联系"期，这为你提供了跟上工作节奏以及和同事保持联络的机会。在此期间，你不必从事原有的工作，可以接受培训或者从事一些特定的事项。一些女性认为这是一个很有效的方法，可以让她们在一个漫长的假期之后，迅速地找回工作状态。但无论是对你还是对公司而言，"保持联系"期都是自愿行为。

同样的，在你离岗期间，公司有权与你进行"合理联系"，如果他们需要向你了解某项工作，不必被动等待，可以主动与你联系。但他们不能以任何理由要求你去工作，这侵犯了你的权利。

> 我非常后悔没有使用"保持联系"的时间，当我1年多之后回到工作岗位时，发现自己就像一条离开大海太久的鱼。
> ——罗恩

产假之后回归工作

在基本产假（OML）结束之前（换言之，即前26周），如果你打算返回工作，必须提前28天通知公司；如果你在补充产假（AML）期间（换言之，即后26周）打算返回工作，必须提前8周通知公司。如果你在基本产假（OML）结束之前返回工作，你有权回到生孩子之前的工作岗位；如果是在补充产假（AML）期间返回工作，你既可以从事原来的工作，也可以从事一些与原工作同等条件和内容的岗位。

> 我认为一旦你开始休产假，你就必须更新自己的简历，并且不断复习自己的工作技能。一旦在生完孩子之后你有了重新工作的想法，你的大脑就会变得像一团乱麻。所以，当这个想法刚出现在你的脑海中时，你最好马上行动。
> ——梅丽莎

如果你决定不再回去工作,你必须提前通知公司你的决定。这样做的好处就是你产假结束的日期就是你正式离职的日期,你也不必再回到公司工作一段时间再提出辞职。你不用退还法定产假工资,但是如果公司向你支付的产假福利高于法定标准,公司可以要求你全额退还或者只退还其中一部分。

"在享受产假工资问题上我非常纠结,"潮妈尼古拉承认,"我真的不确定自己是否会在产假结束后回去工作,但我知道我必须把这笔钱存起来而不是花了,因为将来我可能要退还这笔钱!"你也可以向公司申请回去工作后缩短自己的工作时间,或者灵活安排工作内容。

> 在工作的时候,一方面,当我透露自己怀孕时,收获了同事们的支持,自己感到非常开心。公司也为我安排了更为灵活的工作内容,同事们都非常体贴,感觉真的很好。另一方面,也会有一些歧视女性的言论和态度。不过,大部分的歧视都是单纯无害的。但有些人的态度却根深蒂固,以至于没有人会相信你在生完孩子后会再回到工作岗位,即使这些人知道你处境艰难,也不会伸出援手。是的,我感觉与众不同,我不确定未来我会怎么做,全职、兼职或者根本不工作。我想我心里有了答案,但我不愿意去想这件事,也不会从中做出选择。所以,不要问我的感受,也不要问我是怎么想的。
>
> 碧翠丝

申请弹性工作

许多女性发现返回工作后,兼职工作或者弹性工作(既可以是减少工作天数或者减少每日的工作时间,也可以是在家办公),可以让她们保持工作和生活之间的平衡,这也正是她们所期望的。法律并没有规定,如果你希望就一定可以得到弹性工作,但是对于在一个公司工作26周以上,孩子在16岁以下的职场女性

（也包括男性），她本人有权提出申请，公司必须给予"认真考虑"。申请不会让你损失什么，所以请大胆申请。

> 工作就是一天到晚地干活，上下班通勤也糟糕透了，夜班更让人筋疲力尽。然而，我的同事们都非常棒，他们希望我回去，就我个人而言，我还是比较乐意的。
>
> 娜塔莉

第六章

The sixth chapter

孕期科学的性生活,益处良多

对性生活恶心，还是因为怀孕而恶心

恶心是你怀孕后首先会进入的状态。具有讽刺意味的是，在怀孕后的9个月时间内，性生活会非常稀少。孕妈妈们普遍的体验是：在孕早期性生活明显稀少，因为恶心和疲倦让她们筋疲力尽；在孕中期比较舒服，因为大部分妈妈感觉自己又变回了正常人，而且在一些情况下所谓的孕期"风情"占据了主导；在孕晚期又回到稀少的状态，因为孕晚期身体会变得像大象一样笨重（灵活性也差很多），从而对性生活失去欲望。当然，情况也并非都是如此，有些女性在整个孕期性欲并未减淡，而有些实则进入了禁欲状态。

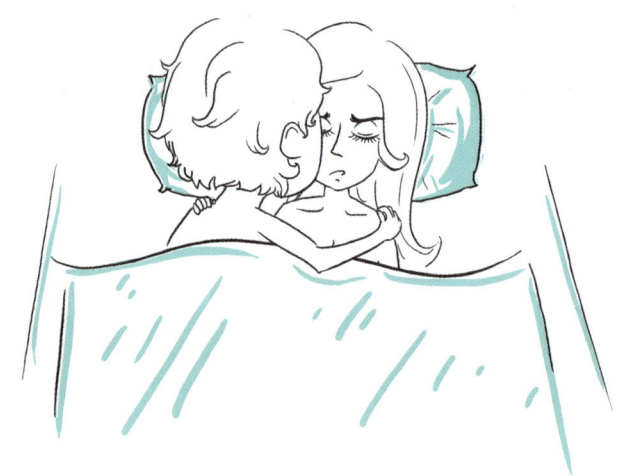

我怀孕期间最美妙的事情之一就是性生活。我和丈夫的性生活一直很棒，但在怀孕中前期的性高潮却让人不可思议。我的丈夫就像是一个摇滚明星。

詹

> 我确实感觉到越来越黏丈夫——那种感觉就像是我们一起经历了一件非常奇特的事情。我的身体感到非常舒服,我也更加自信了,更加乐于裸露自己的身体。但是,对于性生活我还是感到紧张,早上呕吐,晚上筋疲力尽,我很难为性生活找到状态好的时间。
>
> ——朱丽叶

为什么怀孕时你不想有性生活

为什么怀孕时你不想有性生活?关于这个问题,很多孕妈妈和我一起总结了如下几点。

- ▶ 太恶心了。
- ▶ 太累了。
- ▶ 太胖了,而且自己意识到了这一点。
- ▶ 痔疮,背、骨盆、乳头、膀胱太疼了(你可以适当删减疼痛的地方,或者全部留下)。
- ▶ 担心伤害到宝宝。
- ▶ 总在担忧,有压力,爱流泪,简言之,没心情。
- ▶ 真的头疼。
- ▶ 无法忍受丈夫的味道。

> 在我两次怀孕期间,我丈夫不得不忍受长期的无性生活,性生活并非完全不受欢迎,但是一天结束时,睡觉就是我的首选。无论如何,性生活总是首先让我狂躁不已。
>
> ——贝卡

孕期性事解密

怀孕时一番云雨不会造成早产!当你达到性高潮时,可能会有轻微的宫缩,这种感觉有点儿奇怪,但还不足以强烈到引发分娩,除非宝宝本来就该出生了。

他有欲望吗,你在乎他的感受吗

当然,和女人一样,怀孕也会改变男人对性的认识。由于你已经有了宝宝,男人们有点儿担心、排斥或者害怕的情况,并不少见。一些男士甚至担心他们的生殖器会捅到胎儿的头。如果你本来就兴致不高,那正好。如果是你由于恶心而无法性生活,那他就太不幸了。

他为什么不愿意和怀孕的你有性生活?通常,丈夫们是出于以下3种原因而考虑的。

▶ 他担心会伤害到宝宝。
▶ 他的孩子在你的身体内,这实在太奇怪了。
▶ 你现在是一个妈妈或者准妈妈了,你不再是他的性感尤物了。

头几个月我们一切照旧,简直太棒了,但是当我的肚子一天天大起来时,我丈夫感到非常不舒服,所以我们就停止了性生活。

乔

孕期性事解密

你丈夫的生殖器无论有多大,都碰不到孩子!阴道的角度不可能让他接触到宝宝。孩子不会被挤压到!他被羊膜囊包裹得很严实,完全不会被你们古怪的姿势所打扰。

将性生活进行到底

孕期性生活是一件好事,如果在怀孕9个月的时间里有那么几个月还保持性生活,会有非常多的益处。

- ▶ 不用再四处找避孕套,也不用为早上忘吃避孕药而懊恼。
- ▶ 骨盆区血流加速,可以让你更快、更强烈地达到性高潮。
- ▶ 你的胸部会更加有诱惑力。
- ▶ 你们彼此在情感上更加亲近。
- ▶ 你们别无选择,只好尝试新的体位。
- ▶ 这是为分娩而锻炼骨盆肌肉的好机会。
- ▶ 这是纯粹的性生活(以前总担心自己怀孕,这种关注超过了性生活本身)。
- ▶ 这会让你感到放松,更有睡意——这是治疗压力和失眠的良药。
- ▶ 如果已经到了或者超过预产期,这有助于促进分娩。
- ▶ 宝宝出生后,可能好久你们都无法过性生活了。换言之,今朝有酒今朝醉吧。

孕期性事解密

性生活不会导致流产！但是，如果你以前有过流产或者妊娠期出血的经历，为安全起见，医生或助产士会劝你保持克制。

孕期风情

孕期女性骨盆区域激素水平的升高和血流的加速会使私处更加兴奋和敏感，从理论上讲，性高潮会更加迅速、持久和高质量（就当是大自然对你怀孕的补偿吧，毕竟她对你身体其他部分带来了诸多不适）。然而，很多女性并没有享受到比平时更好的体验——很悲剧，我也没有。

这个怀孕才有的"福利"也有副作用：私处会变得过于敏感，造成性唤起和性高潮都会很不舒服。胸部也是如此，由于激素充血所致，可能会疼痛难忍。

"从性的角度来说，我变得有点儿疯狂。我感到极强的欲望，由于性欲大增，我甚至会主动想和丈夫亲热。"

妮可

找到合适的体位

你肚子大了之后，直接的传教士式的体位就不舒服了。不只是肚子碍事，平躺会对主动脉造成压迫，引起眩晕。在臀部下面垫上枕头以抬高下半身，可以防止这种现象，而且如果你在床边摆好姿势，你的丈夫站着或跪着，你会非常享受。

女上男下也是一个不错的姿势，虽然你肚子里怀着宝宝，如果你太累了，这个体位就不适合你,他会严肃地看着你的肚子,让你意识到自己是一个孕妇。为了改变一下姿势,你可以尝试坐在椅子上,但要确保椅子一定要结实。

最好的体位是后入式,即你用手和膝盖撑地就可以进行;如果这个姿势不够温柔,可以试试"勺子式",你侧躺,与身后的他同侧。

在孕晚期过性生活时,你要发挥自己的想象力——很可能试过的姿势比怀孕前 3 个月都要多。一点幽默、几个枕头,作用会很大。

孕期性事解密

> 宝宝不会暴露在细菌之下!黏液栓将子宫口封闭得严严实实,细菌根本无法进入,所以宝宝会非常安全。

其他的亲密方法

孕期享受性生活,并不一定非要进入。由于怀孕,即使你不喜欢完整的性生活,也没有必要放弃亲密的机会。你仍然可以通过一些虽然老套但却非常合适的方法享受一番,比如相互爱抚、口交——尤其是他在为你做时,更是如此。

值得提醒的是,有一件事情可能会造成不利的影响:激素变化可能会使阴道的分泌物比平常多,还会使它的气味跟平时不太一样。当然,没有什么特殊的原因可以阻碍你去回报丈夫的恩宠——除非你感觉难受,嘴里有怪味,无法忍受任何气味,或者因为背疼或者肚子太大无法弯腰……

此外,亲密不一定必须伴随性生活。按摩或是简单的裸抱都很好,可以提醒你们是一对夫妻,而不仅仅是一起迎接宝宝睡在同一张床上的两个人。

孕期性事解密

口交不会要命！男女之间口交尤其安全。但为打消他的顾虑，别让他太辛苦。从理论上讲，口交还是有一点小风险，那就是口交会导致气泡进入你的循环系统，引起潜在的致命栓塞。

预产期前的性生活，可促进分娩

有一个人尽皆知的建议，那就是当预产期到来时，性生活可以加快分娩的进程。这种说法是有一些科学依据的，这或许就是为什么许多准爸爸妈妈在最后几周总要来那么一次的原因吧（说实话，在许多女性的脑海中，在这个阶段，性生活是她们最不关注的问题）。

性高潮时释放的催产素又称为"爱的激素"，可以促进子宫收缩，帮助子宫进行"热身"，从而为分娩这一重大任务做好准备。

除此之外，精液含有前列腺素，这类物质据说可以软化子宫。长时间地爱抚乳头也可以促进释放催产素——但是，如果想要起作用，爱抚的时间不宜太短。

如果你羊水已破，或者已见红，这说明封堵子宫口的黏液栓已经掉了，或者露出了口，因此要禁止性生活，否则可能会感染到胎宝宝。

孕期性事解密

> 宝宝可不知道你在过性生活!他可能会意识到正在发生什么兴奋的事情,因为到处都是你的心跳声——如果你在性生活时"发出声响",他可听得一清二楚。也就是说,他可能也会参与进来,到处乱踢乱动。但是,他可不知道你在做什么。

什么时候不能有性生活

如果医生或助产士认为存在风险,他们会建议你在孕期不要有性生活,比如流过产、出血、羊水早破,或者出现胎盘前置。如果有出血现象,你要停止性生活,并告诉助产士。

患有性传染病,比如生殖器疱疹、梅毒、淋病、艾滋病衣原体等,不宜有性生活。否则可能会在子宫里或分娩时传染给孩子,大量的证据表明这会对孩子造成严重的伤害。

如果你怀疑自己,或者怀疑你的另一半感染了其中一种疾病,一定要尽快告诉医生或助产士,以便他们尽快安排检查和治疗。

经营夫妻关系

由于怀孕等某些原因，夫妻一方或双方不愿意进行性生活是正常现象。一个称职的人生伴侣尽管对性充满了渴望，应当将这段经历视为夫妻一辈子生活中的短暂片段。事实上，有了宝宝之后，你们可能很长时间内都无法有性生活。为人父母之后，性生活就要退居次席，但幸运的是，它总归会再次归位。

如果由于各种原因而缺少床笫之欢，相互聊聊天是一个好主意，可以通过亲吻、拥抱和抚摸来补偿性生活的缺失。如果你或你的丈夫不想有性生活，对方可能会觉得被排斥了，这时候，即便是"不乐意"的一方有充足的理由表明自己没有性趣，也一定要让对方感受到你是非常在乎他（她）的，这一点非常重要。

> 我非常喜欢自己新的曼妙身姿和丰满的胸部，这都是怀孕的结果。我的身体里充满了新鲜的血液，让我对一切都兴趣盎然。整个怀孕期间，我们的性生活都非常充足，直到分娩前都是如此。
>
> 汉娜

注意控制情绪

怀孕不仅影响了夫妻双方生理方面的性生活，对彼此的心理也是一个极大的挑战。比如，孕期你需要面对许许多多的问题——没有一个问题丈夫能帮上忙，或者他根本意识不到问题的严重性，而且你还要与诸多难以捉摸的情绪波动做斗争。

造成的后果很可能是你不停地抱怨。"我们之间的关系变得非常生涩，"贝卡说，"我丈夫每个周末都要出去喝酒，经常是烂醉如泥，因为他认为这是他最后的放纵机会。尽管我提醒他，和他一起玩的人有一半都有孩子了，可是无济于事……"

当你大发雷霆时，他也会非常焦虑，因为他想帮助你，却往往吃力不讨好。更主要的是，你们都可能会对宝宝的安危、未知的分娩以及初为父母的巨大责任感到焦虑。以后要养活孩子了，妻子暂时不能挣钱，他会感到养家糊口的压力。再加上性生活不顺利，你就会明白即使最坚固的夫妻关系也要在孕期接受考验。在孕期要想保持健康的夫妻感情，最好的方法就是谈心交流。

沉默滋生怨恨，所以要让他知道你的感受（最好以平静强大的方式表达，不建议大喊大叫）。尽管他永远也无法完全理解你为了将他的孩子带到这个世界上所付出的艰辛，但你一定要了解一些知识，比如可以把这本书扔在他手中。

> 有时我认为丈夫忘了我是一个孕妇，他只是以为我无缘无故地变得越来越疲惫了。我真的希望在我怀孕的时候，他可以戒酒或者放弃一些东西。我觉得这让我有了一丝怨气——就好像我一个人在努力工作，而他的生活却像平常一样我行我素。

茱莉亚

保持交流，增进爱意

谈心是双向的，因此你要打开自己的耳朵来听听他的话。如果你们之间的争吵比平常多了，一定要在情绪失控之前进行亲吻和弥补。你们要尽可能地待在一起，用各种事情填满每一刻生活。你们可以讨论分娩和为人父母的事情，说说孕期各方面发生的变化。但有时，可以把怀孕以及孩子全部抛在脑后，聊一些其他事情。

必要时，也要多给对方一点儿空间。你可以多和丈夫之外的人在一起——也鼓励他做一些自己喜欢的事情。总而言之，一定要记住，怀孕是夫妻一生之中的短暂片段。令人高兴的是，很多人发现，怀孕和为人父母，反而让他们的心贴得更近，而非相反。

> 我丈夫作为一个男人已经表现得足够好了（甚至是在我无理取闹的时候），但有时我仍然觉得他还有进步的空间。
>
> 娜塔莉

事实上，孕期你们遇到的所有问题，在孩子出生之后都会显得微不足道，你的经历正是通向美好终点的必由之路（当然，有了孩子之后，也可能会给夫妻之间的生活带来各种各样的压力——但这是另一个话题了）。

如果你们的夫妻感情出现了问题，一定要在孩子出生之前解决好。你可以通过诸如Relate之类的慈善机构，咨询其他夫妻是如何经营孕期夫妻关系的。

第七章

The seventh chapter

制订分娩计划,为分娩做准备

当孕期结束，分娩的重大时刻来临之前，你一定思绪万千，这一点你无法否认。一想到分娩时的场景，你肯定会大伤脑筋，尤其是当这是你的第一个孩子，而你的知识仅限于从生过孩子的人那里得到的一点儿道听途说，以及电视剧《忙碌的产房》中的恐怖场景。但无论如何，有一件事情是肯定的：孩子马上就要出生了，你必须做好充足的准备。

不经历真正的生产，你就不会知道分娩是怎样的。现在你要做的就是，做好"家庭作业"准备迎接宝宝的降临（阅读本书就是一个很好的起点）。

你需谨记，在哪里分娩对你尤为重要，尤其是你的第一次生孩子。没有什么是完全可靠的，在预产期到来之前，你必须乐于倾听别人的建议，做到事事关心、时刻注意。

显然，掌握的分娩知识越多，准备就会越充分。尤其是在分娩的过程中，各种情况都可能发生，因此需要加强注意。当然，你也不必为此过分担心。这里有一个好建议，那就是提前储备一些这方面的知识，无论在分娩的过程中发生何种情况，你都可以游刃有余地处理和应对。本书第九章讲到了你需要了解的关于分娩的基本知识，建议你提前择机阅读，千万不要等到临近生产才去阅读这些资料。

医院分娩

在医院登记建档之后,医院会组织孕妈妈到产房参观,目的在于让她们提前熟悉环境,打消她们的疑虑。但结果可能适得其反,一些孕妈妈参观后反而更加忧心忡忡,潮妈艾拉就是其中一位。"我在第25周的时候参观了产房,"她说,"产床一侧装着扶手,我感觉自己进入了电影《飞越疯人院》中的场景。还好楼下还有豪华产房,配有浴池,可以水下分娩。"此外,出于卫生和安全考虑,现在一些医院已经取消了探视,但在很多医院,家属仍然可以通过在线视频探望产妇。

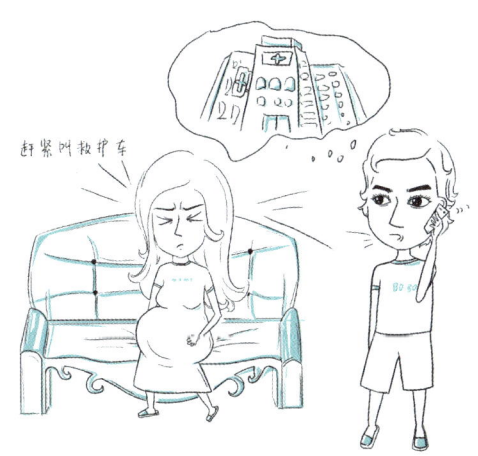

如果你进入自己选择的产房进行参观,你要抓住这个机会多向医生问一些问题,还要让自己熟悉一些基本事情,比如厕所在哪里,最近的餐饮设施在哪等。你必须面对这些问题,当你真正登记入住医院之后,还有很多其他事情需要掌握。你还会发现很多将来可能非常有用的设备,比如分娩浴池、分娩球、坐垫、豆袋等辅助用具、CD播放器或者iPod底座。在孕妈妈分娩期间,分娩室会比平时装备更齐全,也更舒适一些。但是,如果设施不全,你也可以自带一些需要的物品。

制订详细的分娩计划

制订一些详细而具体的计划，需要考虑的事情包括缓解分娩疼痛的方法、分娩时的胎位以及你希望避免出现的情况。一味地追求事态完全按照个人期望进行，这是不明智的，因为从根本上讲，你不知道分娩当天究竟会发生什么事情，以及你将如何处理出现的问题。因此，要千方百计地确保计划的周全，但不能仅仅将计划停留在纸面上，或者认为计划是一成不变的。总的来说，在预产期到来时，要确保"万事俱备"。

许多人会认为"制订分娩计划"毫无意义，就像让怀孕的妈妈去给自己买高跟鞋一样。道理很简单，因为你无法"计划"分娩时究竟会发生什么。但是，为自己的分娩制订计划并没有任何坏处。如果你对如何让孩子出生在这个完美的世界中有了任何想法，就值得把这些想法写在纸上。最起码，这有助于你面对可能发生的任何问题。

在分娩时，如果时间允许，助产士会乐意看一看你的计划，然后尽其所能地实现你的想法。同时，"凡事预则立，不预则废"，有时精心的准备的确可以做到万无一失。

> 我并不认为可以为分娩做到面面俱到，毕竟这种事情因人而异。虽然在你的一生中，没有任何收获可以与生下孩子相提并论，但在我看来，即便你尽心尽力地去准备，也未必对分娩有所帮助。
>
> 安娜

值得提醒的是，如果你制订分娩计划，请不要信誓旦旦地保证什么，或提出一些硬性要求，因为你不知道将来会发生什么，也无从得知自己将如何处理。请不要说出诸如此类的话，"我绝对不允许采用外科手段分娩"，或者"把我固定在床上，然后注射麻醉剂"。相反，你应当如此表态："我不希望分娩时使用胎头吸盘或产钳，如果必须要用的话，也要给我时间考虑。"总之，尽你所能，提前想到所有可能发生的事情。当我第一次制订分娩计划时，我非常明智地预见到，万一分娩时我无法忍受疼痛，而又无法向别人求助时，我可能需要采用无痛分娩，因此我把这一点写到了计划之中。事后证明我当时的决定非常英明。

如果你不知道应该在分娩计划中写些什么，没有关系，我会在下面的小节中给你提供一些建议。你也可以在NHS、BabyCentre（读者朋友可根据自己所处的国家或地区，酌情查阅类似网站）等网站上找到一些有价值的建议。一些分娩中心也会提供打印好的制式表格，提醒你应该注意的问题，并把计划落在纸面上。你要打印计划或书写整洁，这样的话，助产士可以清楚地知道你的想法。同时，你也要把分娩计划的内容分享给你的产前保健医生，他们会结合你个人的具体情况，提供一些好的建议。

你可以列入分娩计划的内容

你希望采取的缓解疼痛的方法，以及你不希望采用的方法。

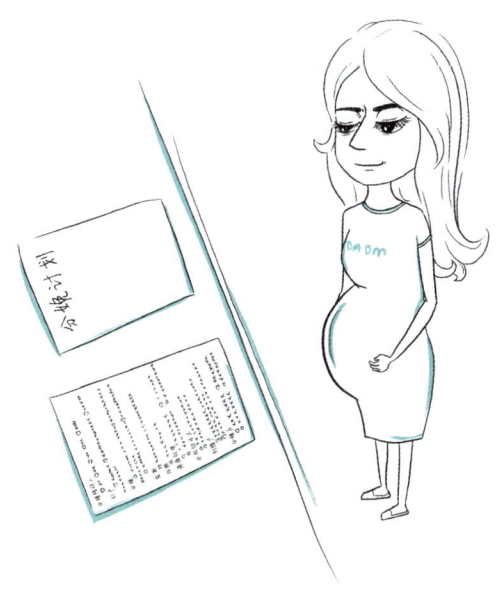

▶ 分娩时你希望谁陪在身边；

▶ 希望采用的分娩姿势——比如你是否想采用站立或跪姿生产；如果可能的话，你是否要做一些促进分娩的运动；

▶ 如果分娩中心配有旋流式浴缸，你是否希望采用；

▶ 如果条件允许，你希望避免出现的情况，比如引产、会阴侧切等；

▶ 你是否希望打催产针，加速胎盘的脱落；

▶ 你的丈夫是否希望亲自剪断孩子的脐带，以及是否在剪断前，终止脐带的波动；

▶ 你打算如何给孩子喂食，是否母乳喂食；

▶ 在孩子出生后，未做清洗之前，你是否希望立刻和孩子有肌肤接触。

当然，对于许多准妈妈而言，分娩计划不过是一张纸而已，她们所有的心愿都可以归纳为一句话——"希望你尽你所能帮助我把孩子安全地生下来"。这是非常明智的做法！

希望顺产吗

顺产，又叫自然分娩，它的定义有很多种，但从根本上讲，是指不借助任何干预或减痛手段，让胎儿自然娩出的分娩方式。根据顺产的含义，可以通过按摩、水疗、呼吸等方式减缓疼痛，也允许采用吸氧进行镇痛。

毫无疑问，顺产好处多多。科学研究表明，顺产可以减少产后疼痛发生的概率，而且有助于快速恢复。在一些人看来，顺产是一种非常有益的分娩方式，当你回忆起分娩的场景时，一定会产生强烈的成就感。另一部分人认为，顺产可以更容易与孩子建立亲密关系，也可以大大增加母乳喂养的成功率。

顺产是一个很容易引起激烈争论的话题。很多人相信，如果让产妇自主分娩，助产士只起辅助作用，那么相比于现在的状况，干预措施会少得多，顺产的概率也会高得多。这些人的观点也许是正确的，但现实情况却是，分娩往往会让你不知所措、担惊受怕和筋疲力尽，最后只得求助于专业人士。也可以归结为一点，那就是你所关心的是如何让孩子在出生时毫发无损。

你应该千方百计地做好顺产的计划。虽然顺产是你的期望，但不能认为顺产是唯一的选择。不要时时刻刻总想着，如果自己不能顺产，那么你的分娩就会以失败而告终。事实上，有时顺产是"可遇不可求"的事情。

如何提高顺产的概率

▶ **要多读书**。可以读伊娜·梅·贾斯金的《伊娜·梅生育指南》（Vermilion公司于2008年出版），她是一位知名助产专家，她接生过数以万计的婴儿，而且没有实施任何干预措施。你也可以读一下《迎接宝宝的人》（Simon & Schuster公司于2003年出版），作者名叫佩姬·文森特，是美国的一名助产士。尽量多阅读、多掌握一些生育知识和分娩技巧。知识就是力量！时至今日，颇具讽刺意味的是，"顺产"分娩已经失去了本来的意义，似乎如果缺少必要的准备和决心，我们已经丧失了自然娩出胎儿的能力。

▶ **报名参加英国全国生育联合会（NCT）的产前培训课程**。这些课程偏重于顺产或低干预措施的分娩，你还可以学习呼吸放松法。你也可以选择参加一些私人课程，比如积极分娩培训、产前瑜伽等。

▶ **考虑水中分娩**。研究已经证实，在专用浴缸中进行分娩可以降低使用镇痛措施的概率。同时，有证据表明水中分娩可以减少会阴撕裂以及会阴侧切。一些女性只在分娩第一阶段使用这种方法，目的是减轻疼痛，在真正生产时会离开浴缸。但也有一些女性选择直接在浴缸中娩出胎儿。后面会详细介绍水中分娩这一减缓疼痛的方法。

▶ **学习其他减轻疼痛和放松的方法**。比如催眠分娩、针灸、香薰、按摩、呼吸法等。

▶ **选择另外一名女性作为陪伴。** 研究表明，在产房中，女性的陪伴可以提高自然分娩的概率。

> 我真的不想让乔靠近我——我只想让助产士陪在身边。我不确定，当你置身于如此场景之中，是否会本能地去信任其他女性，或者简单地讲，她们知道自己该做什么。
>
> ——娜塔莉

▶ **如果胎儿已经开始入盆，你要确保生产之前的胎位正确。**
▶ **准备好主动分娩的姿势。** 比如站姿或者跪姿，这两种姿势可以利用重力帮助你将胎儿娩出产道。如果你之前已经进行过这些姿势的练习，那么分娩时你的表现肯定会非常自信。

> 我完全是自然地完成了分娩，采用水中分娩，没有使用任何药物。之前，我是第一个举手投降的人，我大喊"药，快点给我药！"但当真正开始生产时，却异常顺利，而之前我绝不会想到事情像这样进展顺利。
>
> ——劳拉

了解几种镇痛方法

生孩子肯定会非常疼痛。分娩疼痛的程度、持续的时间和处理疼痛的方式，因人而异，因此无法总结概述。之前我一直以为分娩时的疼痛是自然产生的，但有一件事让我改变了这种看法。这种疼痛不是因为在皮肤上涂抹比基尼脱毛蜡造成的——这是专属于"你"的疼痛，来自于你的身体、你的孩子、你的分娩。即使知道再多别人的意见和经历，你也无法预测分娩当天你身体的反应和感受。这种疼痛只属于你一个人，正是疼痛带你的孩子来到这个世界。

现代女性非常幸运，因为发达的医学为她们提供了许多缓解疼痛的方法。有一些妈妈没有采取任何措施，不得不经历疼痛煎熬，她们要么是别无选择，要么是形势所迫（比如，突然临产，没有时间采取措施）。但是在大多数分娩的过程中，或多或少都会使用某种缓减疼痛的措施。

你可以认真做做研究，然后好好思考一下哪种方式更适合你。如果你想要采取某些措施，一定要落在纸上，并写入你的分娩计划。但是，无论决定采用何种措施，当分娩时，你都要根据情况做好改变的准备（或者直接改变）。毕竟，你无法预测疼痛的程度有多高，持续时间有多长，以及你能够忍受到何种程度。

安桃乐——镇痛气体

安桃乐是什么？

安桃乐是一种麻醉气体，混合了50%的氧气和50%的一氧化二氮。你可以通过气嘴或面罩吸入这种气体。安桃乐是一种常备物品，即便是在无人看护的情况下，你也可以自主吸气。有时，陪护你分娩的人也可能需要吸上一两口这种气体。

什么时候使用安桃乐？

在分娩的全部过程中，只要你认为需要，都可以使用安桃乐。安桃乐采用便携式罐装，所以当你在家分娩时，它是为数不多可以采用的镇痛措施。此外，当你在水中分娩时，也可以使用安桃乐，而且大多数镇痛方式都不能在这时使用。

安桃乐有什么优点？

安桃乐是作用最弱的镇痛方法之一，但其确实可以减缓疼痛，所以在分娩初期发生强烈宫缩之前，它是一个非常不错的选择。由于安桃乐可以在一分钟内发生作用，当你在感觉到一次宫缩来临之前吸入一口，效果最好，如果在宫缩发作之后再使用，效果就会大打折扣。

安桃乐有什么缺点？

安桃乐是一种高浓缩气体，可以使人陷入昏迷状态，就像醉酒一样，使你感觉有一点儿失控。有时还会让你口干舌燥，或者让你有呕吐感。除此之外，它没有别的副作用，对你和孩子而言都非常安全。

分娩镇痛仪

什么是分娩镇痛仪？

分娩镇痛仪（经皮神经电刺激仪），是一个小盒子状仪器，通过4条电线和4个粘贴在背部的传导贴释放电流，产生止痛因子来帮助产妇减轻疼痛。它的作用原理是拦截传输到大脑的疼痛信号，刺激人体释放出安多芬，这是一种身体自然释放的减缓疼痛的激素。你可以通过控制面板的按钮来控制电流的频率和强度，根据宫缩的强弱调高或降低电流。

什么时候使用分娩镇痛仪？

只要你愿意，越早使用越好。因为你的身体需要一个小时左右的时间才能做出反应，所以你要选择合适的使用时机。在分娩的后期阶段，镇痛仪无法帮助你忍受剧烈宫缩带来的疼痛，你会觉得那几条电线简直就是个累赘，所以你希望赶快把它拿开。在使用时，你需要陪伴的人或者助产士帮助你把传导贴黏在身体上合适的位置。但是，如果你选择水中分娩，就不能在分娩浴池中使用镇痛仪，因为水是导体，会使你遭受电击。

分娩镇痛仪有什么好处？

对此人们观点各异。有的妈妈认为镇痛仪对自己帮助很大，另外一些人却认为毫无用处。我个人的意见是，镇痛仪可以有效缓解分娩初期宫缩带来的阵痛，随着宫缩的不断加剧，作用会越来越弱。

> 我喜欢使用分娩镇痛仪，在分娩初期使用效果非常理想，可以让我适应宫缩带来的疼痛。
>
> 曼娜

分娩镇痛仪有什么缺点?

有一次,我不小心把电压调得过高,导致电流太强,以至于我不由自主地尖叫起来。此外,由于你的背部黏有传导贴,所以没有办法对你进行推拿按摩。在一些分娩中心,镇痛仪并非常备设施——一些公立医疗机构提供借用服务,如果你有意使用的话,最好自己购买或者租用。

分娩镇痛药物

什么是镇痛药物?

分娩镇痛药物,俗称止痛剂,通常通过臀部进行肌内注射,有时也在臂部进行静脉注射。助产士会根据情况在合适的时候进行注射,所以你不必专门吩咐医生。如果医院配备有病人自控装置(PCA),你也可以自主控制药量。镇痛药物的使用范围最为广泛,美他西诺只有国外部分医院使用。建议你提前与分娩中心核实他们提供哪些镇痛药物。

什么时候使用镇痛药物?

在整个分娩过程中,你可以随时使用,但胎儿娩出阶段除外,因为此时如果用药太晚,很可能会对胎儿造成伤害。如果你是在家分娩,可以自行使用,但考虑到这些药物对胎儿的副作用,许多助产士对其使用持谨慎态度,因为药物会进入胎儿的血液之中,使孩子陷入睡眠状态。

镇痛药物有什么好处?

根据反馈情况,妈妈们对此态度不一。有些人认为这些药物非常有效,也有一些人认为这些药物对于减缓疼痛作用很小或者几乎没有,当然在两次宫缩之间使用,容易让自己放松下来。

镇痛药物有什么缺点?

镇痛药会产生副作用,包括昏昏欲睡、头晕眼花、恶心呕吐等。此外,如果使用过量或者用药太晚,药物会进入孩子的身体并存留好几天,这会降低孩子的呼吸频率,使孩子昏昏欲睡,甚至还会影响孩子正常的进食。

无痛分娩针

什么是无痛分娩针？

无痛分娩针是在产妇的后背进行一针穿刺，针行走在脊柱骨头之间的缝隙中并尽量靠近神经，之后会给麻醉药，将导致疼痛的神经麻痹，同时会留置一根很细的管子，以便在整个分娩过程中持续给药、持续镇痛。尽管非常多的产妇在计划分娩第一个孩子时不希望使用无痛分娩针，但她们中的很多人最终还是采用了，这个比例大约为1/4。一些医院提供可移动的无痛分娩针，这种针在镇痛时用量较小，不会使你的双腿完全失去知觉，你仍然可以来回走动。

什么时候使用无痛分娩针？

只要你无法忍受疼痛，无痛分娩针在整个产程中可随时使用。麻醉作用可以持续几个小时以上，现在一般是预先给足剂量，通过病人自控装置（PCA）自主控制给药。但是建议你在娩出胎儿之前，要保持药效，在突然感到疼痛感消失后，你要逐渐减少药量。无痛分娩针需要由麻醉师进行注射，所以麻醉师非常忙时，你不得不等待。众所周知，有时由于等待时间太长，还没有来得及注射无痛分娩针，胎儿便要娩出了。在一些医院，如果你是在夜间分娩，就无法使用无痛分娩针。

无痛分娩针有什么好处？

事实上，无痛分娩针的效果经常是立竿见影——理论上讲，一旦注射了无痛分娩针，你会立刻失去知觉。但有时，麻醉效果并不彻底，你仍然会有一些知觉，比如我就发生过这种情况。实际上，我觉得对我反而有利，让我仍然可以感觉到宫缩。不知何故，这让我感到极大的慰藉……但是当药效完全退去，终极疼痛来临时，我又失去了所有的感觉。

> 无痛分娩针真是让人惊喜不已。我立刻感到自己重回人间，我坐起来，喝上一杯茶，小憩片刻，然后就开始娩出胎儿了。无痛分娩针，万岁！
>
> 莉兹

无痛分娩针有什么缺点？

注射无痛分娩针之后，下肢和下腹部变得麻木，这也就意味着你无法起床和行走。同时，无痛分娩针会导致宫缩减弱，由于失去知觉，你分娩胎儿时会变得艰难，因此有可能需要使用胎头吸盘或产钳（详见后面介绍）。你的胳膊上需要预留一个点滴针头，以备你血压降低，需要紧急输液时使用。而且，胎儿也需要进行持续不断地监护，避免发生意外情况。此外，由于你无法感觉到膀胱中是否有尿液，还可能需要给你插入导尿管，以便排出膀胱中的尿液。所有这些意味着你的行动受限，无法做到"主动"分娩。有时，还会产生一些副作用，比如感冒、颤抖、头痛、背痛等。

其他镇痛方法

你别带着怪异的表情看待其他自然镇痛方法。现在的一些科学技术非常发达，尤其是水中分娩、催眠分娩受到越来越多人的欢迎，在一些主流医院也已经广泛采用。所以，如果你想"不走寻常路"，完全可以使用这些方法。

下面介绍一些其他的镇痛方法。在产程的初期阶段，将其中的某种方法或者某些方法组合起来使用，很多人会发现非常有帮助。当然，也有一小部分人非常了不起，她们甚至只依靠积极主动的心态和背部按摩，就轻松完成了分娩的全部过程。

你应当对这些镇痛方法保持开放的心态——你起初可能会觉得香薰按摩足可以应付漫长的产程，可是最终却发现，还是无痛分娩针管用。

水中分娩

浸泡在盛满了温水的分娩池中是一种有效的自然镇痛方法，这一点已经被大众广泛认可。许多分娩中心都提供分娩池供产妇使用，而且水中分娩已经成为越来越多人的选择。据那些已经成功使用这种方法的女性讲，在水中分娩有助于她们保持舒适和放松，有一种"安宁祥和"的体验。然而，一旦进入水中，除了安桃乐之外，你无法使用其他的镇痛方法——如果你想使用其他镇痛效果更强的方法，那么只能走出分娩池。

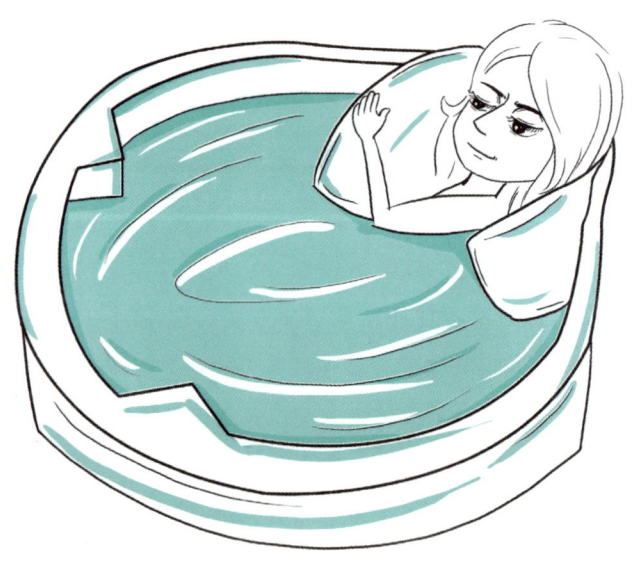

根据最新的研究数字，有大约30%的女性计划采用水中分娩的方式。2009年的一项调查表明，在水中分娩可以有效降低对疼痛的感觉，减少对镇痛药物的需求。但其他研究显示，如果进入分娩池的时间太早，反而会延缓分娩速度，使用无痛分娩针的可能性大大增加。所以，众说纷纭，未有定论，就像生孩子一样，谁能为你打包票呢！

针灸

这是一种来自于中国的传统医学，即在人体不同的穴位中插入针具，达到温通经脉、调和气血的目的，促使人体释放安多芬。它是一种激素，也是一种天然的止痛剂。和大多数替代疗法一样，针灸的神奇功效并没有科学依据作为支撑，很多医生对这种疗法持怀疑态度。如果你决定使用这种方法，可以通过专业机构找一位有资质的针灸师为你针灸。

芳香疗法

基于不同种类植物精油的神奇作用，芳香疗法被认为对人的身、心、灵具有全面和奇妙的功效。人们通过按摩、吸入、热敷、浸泡、熏蒸，使芳香精油快速融入人体，方式多种多样。有一些精油特别适合助产，你可以咨询专业的芳疗师，或者至少自己做做功课，掌握一些相关知识。芳香疗法本身不可能消除分娩产生的疼痛，但的确可以帮助你放松神经，使你在分娩初期应付自如——至少，芳香疗法可以消除医院产房中令人作呕的气味（注意，如果你在水中分娩，精油不能直接放入分娩池中）。

反射疗法

这种替代镇痛方法是通过对足底特定穴位的按摩，打通人体的能量通道，帮助释放自然产生的疼痛因子，减轻焦虑，深度放松，原理和针灸类似。当然，你仍然需要聘请具备执业资格的专业人士。

催眠分娩

催眠分娩的理论依据是恐惧引发紧张，紧张会加剧疼痛，通过催眠可以使人体进入一种深度放松的状态。为了掌握这个疗法，你在怀孕前就应该找一个注册理疗师为你指导，然后勤加练习。如果没有参加培训班，也有很多CD可供你自己在家练习使用。催眠可以帮助你放松神经，集中精力，保持专注，非常有助于顺利生产。

佐伊·邓肯，一位有着两个孩子的妈妈，催眠分娩的坚定支持者，现在经过培训已经成为一名开展催眠分娩的从业人士。通过和她聊天，我了解到她因为第一次生孩子导致伤痕累累，最后不得不进行剖宫产手术。由于有此先例，当她第二次分娩时，周围的人都劝她到医院生产，但是她坚持在家中采用催眠的方法进行分娩，而且非常成功。佐伊·邓肯的经历告诉我们，你的选择可以决定自己的命运。虽然这一点并非对所有人都适用，但只要你拥有足够的勇气去实现自己的目标，就会拥有扭转命运的力量。下面是她给出的几点非常好的建议。

▶ 催眠分娩不能保证生产过程万无一失，但可以让你在怀孕和分娩中保持积极向上的心态，无论遇到何种境遇，都会觉得浑身充满力量。如果情况发生改变，你必须做出选择（比如，胎儿在宫内有缺氧的征兆，危及胎儿健康和生命，你就无法自然分娩，只能转而进行剖宫产）。

▶ 催眠分娩是一次"随遇而安"的旅行——而不是一场死记硬背的考试，在旅途中你可以尽情释放自己对于分娩的焦虑和负面情绪，让紧张随它去吧！我们经常被媒体上关于分娩的负面新闻所笼罩，我们要做的就是消除这些消极情绪，从而以积极主动的心态面对分娩。关于"开心分娩"的故事书和视频到处都是，可以找来看看。

▶ 3件事情可以让你的分娩与众不同：呼吸、观想和主动性。生孩子不是让你死记硬背各种分娩技术，而是要关闭大脑，让你的身体接管一切，做其所念。

▶ 催眠可以帮助很多人在怀孕和分娩期间保持放松的状态，但是在孩子出生之后就作用不大了。比如，在母乳喂养孩子时要保持平静，孩子不停地哭闹时要调整自己的呼吸，要随时注意自己的状态（例如，如果感觉到肩膀非常紧张，那就做几次深呼吸进行放松）。

分娩呼吸法

在生产过程中，缓慢和有节奏的深呼吸可以使你放松下来，从而对疼痛不再紧张不安，而是有种"举重若轻"的感觉。同时，深呼吸还可以帮助你保存能量，为自己和胎儿增加氧气供应。

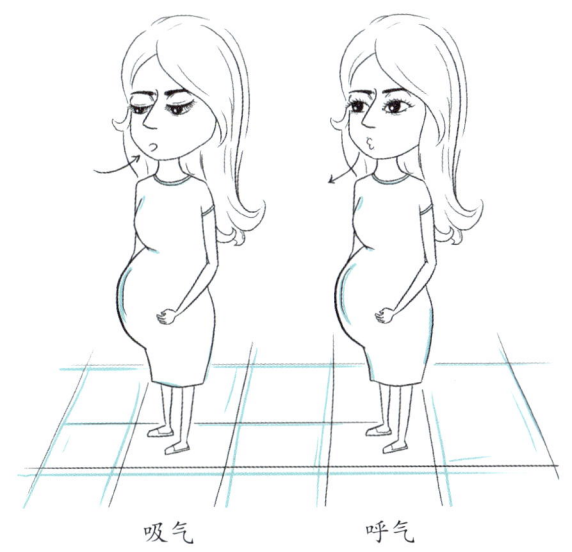

吸气　　　　呼气

▶ 推荐一种练习方法，你可以选择一个双音节词语，比如"放松"，你在大脑中不停地重复——当你吸气时你可以默念"放……"，吐气时默念"松……"（你可以选择任何词语，不过"放松"看起来是个很不错的选择）。

▶ 另外一个提示：如果要完全释放紧张情绪，在呼气时，你必须让下颌和唇部的肌肉尽可能地放松下来。你可以尝试发出"嘻嘻嘻"的声音，在呼气时好像自己很冷，让嘴唇发出"噗噗噗"的声音。

▶ 你也可以试着在呼吸时数数——或者，更简单一点儿，用鼻子吸气，用嘴缓慢、长长地吐气。

▶ 让你的双肩保持松弛和放松，也可以有效地减缓紧张。

▶ 陪伴你分娩的人也可以参与其中，与你一起做呼吸运动。

按摩

与针灸和反射疗法类似，按摩也是要打通人体的能量通道，激发人体释放安多芬。按摩可以促进你放松神经，保持良好的状态，尤其是你的陪产同伴充满爱心和情感地亲自为你按摩时效果更佳。他（她）可以温柔地按摩你的肩膀，帮助你缓解紧张，或者对你的腰下部进行按摩，这个部位宫缩引起的疼痛最为强烈。你可以告诉他用自己的手指或手掌抚摸或者画圈儿，时间要长、动作要慢、节奏要稳定、力度要适中。但是，陪产人员需要谨记，有些妈妈在分娩的过程中并不希望有人接触她的身体，她宁愿一个人承受宫缩带来的痛苦。所以，你需要提前向你的陪产同伴进行解释，避免自己遭到任何冒犯。

分娩陪护人员

当你准备分娩，将孩子带到这个世界上的时候，谁会是那个挽着你的手，为你擦去额头汗水的人呢？

通常，这个人是你的丈夫。但是，并不是所有的妈妈都希望她们的另一半在产房陪她，也并不是所有的男性都希望进入产房。你可能会更愿意选择一位关系亲密的女性朋友或者亲属作为陪护人员。事实上，研究表明这不是一个坏主意，在有女性陪伴的情况下，顺产的概率更高。

个别妈妈会有两个陪护人员，在分娩中心超过两个人是不太可能的。目前，你还可以有另外一个选择，那就是雇佣一个专业的"导乐"，她们接受过专业的分娩陪护训练，可以为你提供切实可行的帮助和情感上的支持。

不管你选择谁作为陪护人员，最好让他/她清楚地知道你想要做的事情。不过，劝说一个男人认真阅读生育手册是非常困难的事情，但他至少要粗略地了解他将要经历一个什么样的场景，否则一旦危急情况发生，他肯定会被吓得手足无措。同样，如果你预约了剖宫产（或者即使没有预约，仅是作为预防措施），他也应该对自己当时需要做什么有一个大致的了解。

他也许早就下定决心要远离分娩"现场"——同样，你或许也不希望他出现在那里，因为害怕他之后再也不敢去看你的下身。当然，你们其中的一个人或者双方都会改变主意，毕竟亲眼见证自己的宝宝降临人世，是一段非常奇妙的经历。

你要帮助他掌握知识，可以给他买一本既有趣又具备知识性的书，比如马克·伍兹的《写给男人的第一本怀孕书》（White Ladder Press公司于2010年出版）。或者，干脆把本书扔给他，让他认真地看看下面的内容，书中给出了一些陪护人员在分娩中如何发挥重要作用的建议（为方便起见，我全部用"他"指代分娩陪护人员）。

陪护在产前应当做的事情

▶ 确保他知道分娩中心的电话号码——如果宫缩厉害，你无法行走的话，他需要打电话求助。

▶ 确保车辆到位、油满，并且认识路（很多人会提前"试跑"一趟，计算平均的路途时间），负责把你送到医院，知道在哪停车（带够零钱付停车费）。

▶ 确保你的待产包放在车中（很多人的分娩包在混乱之中落在了车里）。

▶ 清楚地知道你需要什么样的分娩。生产时由于情况复杂，你可能根本没有机会按照自己的意愿做出决定。友情提醒：无论任何情况下，有一点应当是非常肯定的，那就是在产房里你拥有最终的决定权。你最不想要的是一位"乐于助人"的丈夫，当你已经决定自己的的确确需要注射无痛分娩针时，他却在旁边提醒你，你本来计划是不用无痛分娩针的。

分娩专业人士

大多数助产士和产科医生都非常友善,他们业务娴熟,也愿意帮助你实现最佳的分娩。但是,在任何服务行业,都会有一些人令人不满意。不同之处在于,理发师或者水暖工态度差点、水平低点对你影响不大,可是帮助你分娩的人如果态度或水平很差,就是个大麻烦。

实际上,通常你无法选择是谁在分娩当天为你分娩。如果你分娩时刚好赶上换班,你还需要面临半路更换助产士的情况,对此你同样无能为力。如果你与前一个助产士相处融洽,那么就会更令人沮丧和不爽!当然,事情也会向有利于你的方向发展。潮妈莎拉就有过这样的经历。"我生孩子时有两个助产士。我不喜欢第一个助产士,当她为我做检查时,我不小心踢了她一脚,这让我们之间的关系非常糟糕。"她说,"第二个助产士非常好,她支持我的做法,帮助我顺利完成了分娩。"

还需要说明一点,虽然你分娩时为你提供的服务质量受到当天为你配备的助产士的个人情况以及分娩中心当时承受的工作压力的影响,但是你个人的态度(以及你的陪护人员的态度)也至关重要。潮妈梅拉尼就认同这一点。"我希望注射无痛分娩针,而她却劝阻我不要这样,最终我们吵了起来,"她回忆道,"她属于'大地之母'那一类人,崇尚自然生产,对我提出的要求根本不予理睬。不过在我的一再坚持下,她最终还是按照我的意愿进行了麻醉。"所以,要像梅拉尼那样,准备随时说出自己的观点,提出疑问,在必要时坚持自己的意见。

按计划进行剖宫产

你可能在预产期到来之前就发现自己需要进行剖宫产。如果医生在你怀孕期间确认有必要进行剖宫产，并且认为这样对你和孩子更安全的话，你就不能按照自然方式进行分娩，只能以手术方式做剖宫产（区别于紧急剖宫产）。不管你计划与否，剖宫产在英国相对比较普遍，大致占到25%。

产科医生会基于诸多原因决定对第一次生育的妈妈实施剖宫产，这些原因如下。

▶ 如果胎儿出现臀位或横位，尝试转位又无法成功的（不过，通过阴道分娩臀位胎儿也是有可能的）。

▶ 如果你生的是双胞胎或多胞胎，可能更容易得并发症（然而有时可以通过顺产生下双胞胎，但如果超过两个胎儿，医生会强烈建议你进行剖宫产）。更多内容详见下文。

▶ 如果你是胎盘前置——换言之，胎盘很有可能将宫颈内口部分甚至全部覆盖。

▶ 如果你患有传染病——比如生殖器疱疹，通过阴道分娩，可能会传染给胎儿。

> 在第35周的时候，助产士发现孩子是臀位，所以为我预约了剖宫产。对于这个决定我无能为力，只能欣然接受——令我非常高兴的是，我可以提前知道宝宝是在哪一天降生。
>
> 梅丽莎

一些人认为，现在剖宫产太多了，喜欢手术刀的医生们在没有充分理由的情况下就切开了人的肚子。但是，一般而言，建议你预约剖宫产的医生是将你和孩子的健康和安全放在首位的。他/她必须征询你的意见，解释原因，分析利弊——但肯定的是，没有你的同意，医生不能擅自决定。如果医生已经建议你做剖宫产，而你又想确定一下是否别无选择，你可以在签字之前自己查询一些资料。

选择剖宫产也有一些好处：你可以知道孩子出生的确切时间，这样就可以提前做相应的准备；分娩前的疼痛会少一些（但产后恢复却正好相反）；此外，与正常的顺产不同，你可以明确知道分娩当天会发生什么。

医生们不会毫无根据地擅自实施剖宫产手术（当然，"有条件何必受罪"，为了避免顺产的痛苦，你可以准备一大笔手术费）。然而，有一小部分女性的胎儿非常正常和健康，自身条件也允许顺产，但由于担心阴道分娩及其带来的后果，最终选择通过手术进行剖宫产。

事实上，从生理上讲，剖宫产无论如何都不是一个容易做出的选择！有数据表明，剖宫产导致并发症发生的概率大大增加，包括腹痛、膀胱受损、大出血及感染、子宫内膜移位（子宫内膜炎症）、尿路感染、胸部感染、伤口感染、血块凝结、二次手术及重新住院，以及其他影响再次生育的各种各样的问题（不过也有少数妈妈做过剖宫产之后，再生子女时却是顺产）。

做完剖宫产手术之后，你必须住院36个小时以上，产后恢复所需时间更长。如果由于生产不顺利而被迫进行剖宫产，你患上生产创伤的风险会大大增加，这属于创伤后应激障碍（PTSD）的一种，产后会发生在一小部分妈妈身上。

多胎分娩

正常生育双胞胎时,不需要剖宫产,自然分娩成功的概率也很大,差不多有50%。

影响双胞胎顺产的因素有很多。胎位或许是最重要的因素——如果"第一个"宝宝或者两个宝宝全都是头朝下的位置,那么你应该可以顺产(前提是没有其他问题,比如胎盘前置)。当然,和单胎一样,双胞胎也会在子宫内来回移动,变换位置,这就要求你在预产期临近时密切观察,重新确定他们的位置。有时,在通过阴道分娩双胞胎时,第一个宝宝是顺产,而第二个宝宝不得不进行剖宫产,原因也许是宝宝胎位不对或者出现了紧急情况。

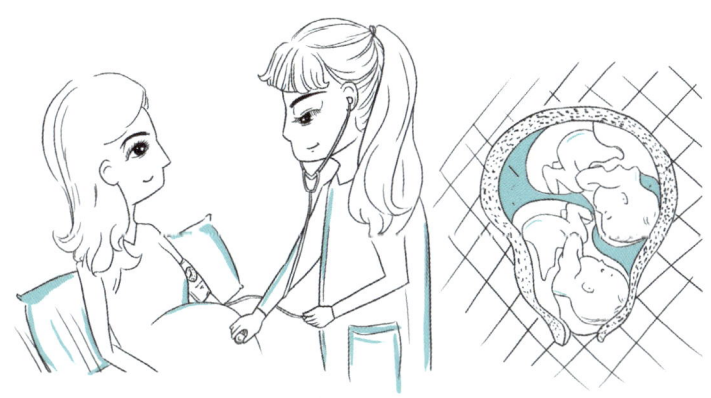

双胞胎通常比大多数单胎出生要早,大约在第37周,这是因为子宫里已经没有足够的空间供他们活动了,这就意味着与单胎相比,双胞胎的宝宝出生时个头要小,也更脆弱。

在分娩双胞胎时,产房里通常人比较多,一般包括一名产科医生和一名助产士,为预防万一,也可能还会有一到两名儿科医生(他们是专门照顾新生儿和儿童的医生)。

早产

在第37周前出生的宝宝,被认为是早产儿,大约有1/10的宝宝属于此列。

> 我进入孕晚期没过多久,孩子就提前6周出生了。我有一点被欺骗的感觉,因为自己还没有到"气喘吁吁"的阶段。
>
> 贝拉

宝宝早产的原因有很多,有可能是你自身原因所致,也有可能是医生认为存在风险对你进行引产或剖宫产。与普通单胎相比,双胞胎或多胞胎更容易早产,因为在孕晚期子宫会变得特别拥挤。此外,还与孕妈妈的年龄有关,年龄超过35岁的大龄妈妈会增加早产的风险。

未足月出生的宝宝会出现健康问题,因为他们失去了完全发育的机会,会在喂养、呼吸、自身体温调节等方面出现困难。他们也更容易受到感染,出现黄疸、贫血等问题。

令人欣慰的是,即使宝宝比预产期提前几周出生,只要经过特殊护理,他们存活的概率会非常高,因为现在对婴儿进行特殊护理的措施和设备非常先进。近期数据表明,怀孕23周出生宝宝的存活率为20%,25周的可以达到67%,而32周以上的宝宝几乎都可以存活下来,而且不会有太大的健康问题。

如果你出现早产,医生会为你注射药物暂时中止宫缩,从而为你赢得时间,可以转移到最近的配备有早产儿专用护理设备的产房,同时医生会给你注射类固醇,保护尚未出生的胎儿的肺部,加速胎儿的发育。

如果你出现出血、宫缩、羊水破裂或渗漏等状况,或者你觉得自己可能要早产,应当立刻联系助产士,如果你比较担心,可以叫救护车或者直接到妇产科。

第八章
The eighth chapter

随时做足准备，静待宝宝驾到

待产进行中

等你度过了孕中期，怀孕的新奇感基本上消失殆尽，你也不会再沉溺于人们热情的祝贺，你很难相信宝宝还要再发育12周的时间。大约在这个时候，大多数准妈妈会发现自己进入了一个等待的游戏。最终的目标就是宝宝的降生，同时还要克服各种新的或者更加糟糕的生理症状。对一些人而言，这让她们陷入了无边的痛苦之中。幸好，为了忙着迎接宝宝的到来，你还有许多事情要做，这就能够分散你的一部分注意力。

> 在宝宝出生之前，每一天你都有很多准备工作要做。如果你什么还没有准备，商店的大门随时为你敞开着！——艾利

怀孕晚期的体检

准备好多去医院吧，在孕晚期，你有很多产前检查要做。虽然地区不同，检查的内容也有所差别，但理论上讲，在28周、31周、34周、36周、38周和40周，你都需要进行产检。助产士会频繁地测量你的腹部，以确认宝宝是否大致按照预计的速度生长（如果她觉得并非如此，她会推荐你去做一个B超）。此外，大约从第36周起，助产士会仔细抚摸你的腹部，看看宝宝"表现"如何，或者是以什么姿势躺着。同时，你也要继续保持常规的尿检和血压测量。

分娩课程

如果你报名参加了产前培训班，一般会在预产期前的6～12周开始上课（你

需要提前报名，否则的话，课程很快会被人预订一空）。

如果你不嫌费事，或者没有报上名，没有关系，现在书上、杂志上和网络上，都有很多适合准妈妈的资料，你完全可以自己研究。

大多数新妈妈会发现，认识几个具有相同处境的准妈妈并保持联系，会对自己在产后几周和几个月里的精神状态起到至关重要的帮助作用。再继续发展的话，她也可以成为你一起进出酒吧的伴儿（当然，这并非必须之事，有些人更乐于自己处理问题）。因此，如果你错过了培训班，又担心自己在人际关系方面缺失，你可以在产前通过网络社区结交几个这样的朋友。

将来如何喂养宝宝

在我们继续讨论分娩之前，我需要重点强调一点：我对如何喂养宝宝不持任何观点。因为我相信作为母亲，我们只要尽心尽力照顾宝宝即可，不需要对别人的做法过分操心。这一点对你非常重要。但是，提前考虑产后如何喂养宝宝是非常明智的。2010年的幼儿养育调查结果显示，绝大多数潮妈们在生育孩子后的最初阶段都会母乳喂养，这比2005年的调查数据提高了5%，但是6个月之后数字开始下降，大约只有1/3的妈妈还在母乳喂养。

毫无疑问，你会听到"母乳喂养是你可以给予孩子的最有营养的人生开端"之类的说法，理由各异。最重要的事情是，孩子得到了妥善的喂养和满足，而你是一个健康、快乐的妈妈。

分娩结束的那一天，就是决定的时刻。但是无论怎样，你应当是在没有压力的情况下做出决定。和你的分娩计划一样，你对喂养计划也要持开放的态度，保持灵活性。

母乳喂养

母乳喂养，如果执行得当，是最简单也最轻松的喂养方式。这种喂养方式对你和孩子好处多多，即便是只在孩子出生后的最初一段时间内进行母乳喂养，也值得你认真考虑。记住：母乳喂养无论时间长短，都对孩子有好处。第一口乳汁，或者说初乳，是你天然分泌的，为你的宝宝专属定制的，而且温度恰到好处，可以很好地帮助你的小家伙远离感染。

但是，初为人母，来自于一些人的压力会让本来非常简单的母乳喂养变得像"圣杯"一样高不可攀。不幸的是，许多新晋妈妈并没有做好充分的思想准备。殊不知在母乳喂养的开始阶段需要付出非常艰辛的努力，而且将母乳喂养坚持下来也非易事，会有许多障碍，比如舌系带过短、乳腺炎或乳汁分泌量低等（详见后面的章节）。

如果你想要坚持母乳喂养，就要以积极的态度往前看，这会对你有所帮助。对自己的期望要切合实际——母乳喂养需要有坚定的决心，并且持之以恒地练习，从而掌握其中的窍门，只有这样才能真正发挥作用。我敢打包票，只要你克服困难，母乳喂养将会是一件轻松的事情。在最初的一个月你会觉得像是在打仗，但之后就会变得一帆风顺。你可以吃着晚饭，有人敲门时你去应答，在做所有这一切的同时，你仍可以用母乳喂养孩子，互不耽误。

> 如果你确实想母乳喂养，但是家附近又没有专门的诊所，我建议你在分娩前预约一位治疗哺乳期疾病的大夫，在你分娩离开医院后的第二天，由她为你提供指导。
>
> ——梅丽莎

母乳喂养需要做的准备

无论是身体上还是意识上，你都要为母乳喂养做好准备。你可以按照下列要点进行准备。

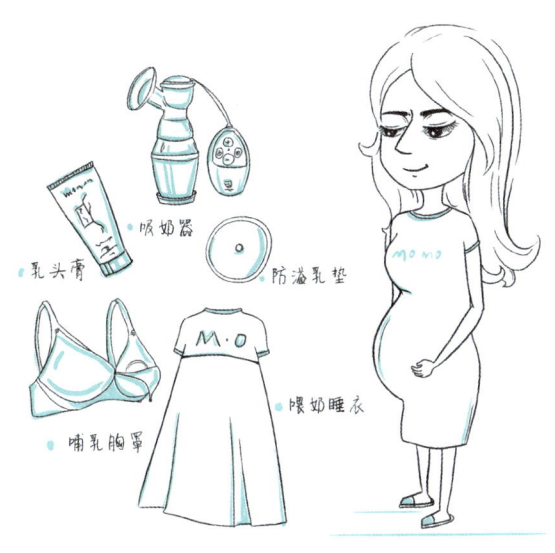

▶ **防溢乳垫**。漏奶是众多趣事之一。漏奶只是暂时的,但在最初的几周会时常发生,随着乳汁分泌适应了宝宝的需求,这种现象就不会再出现了。有一件事你需要提前准备:当小家伙吮吸你一个乳头的时候,另一个乳头会开始漏奶。我就发生过这种情况,当时我穿了一件新的浅灰色哺乳专用上衣,但忘记了使用防溢乳垫,结果吃了大亏。当时宝宝正高兴地吃着一个乳房,而在另外一边,我的上衣已经湿了一大片,而且面积还在不断扩大。真是让人无语!

▶ **乳头膏**。乳头疼痛是意料之中的事情,所以非常有必要备一管乳头膏。助产士经常推荐兰思诺(Lansinoh)牌的乳头膏,它是由羊毛脂提取而成。

▶ **哺乳胸罩**。准备3~4个哺乳专用胸罩是比较明智的。现在孕妈妈的装束已经非常时尚了,内衣也进行了升级,有许多漂亮、舒适的胸罩可供选择。

▶ **一些容易从下往上拉开或者从前面解开的上衣**。现在许多商场都有卖这样的衣服,但是有时你甚至无法分辨出它们是专门为哺乳婴儿使用的。围巾或丝巾是你的好伙伴,当你在外给孩子喂奶,需要掩盖你的胸部时,它可以用来遮挡或者分散他人的注意。事实上,在给孩子喂奶方面,很多妈妈肯定会想出各种主意,甚至不会露出一丝乳房的痕迹,在这一点上,没有人比她们更聪明。你可以穿内衣，外面罩一个外套。外套往上扒，内衣往下拉，你一点肉都不会露出来（孩子的头刚好挡住你的乳头），这样的话就万无一失了，你也不会觉得尴尬。其实，你会觉得自己根本不会去多想，我自己就是这样，从来没有关注过这一点。

▶ **棉布在哺乳时是个好东西**。它们可以搭在你的肩头，不仅能帮你擦掉溢出的乳汁，还能挡住胸部，为你提供一点隐私空间。

▶ **吸奶器随后会非常有用**。你可以把奶水吸到瓶子里，让别人喂宝宝。但是，在前4～6周不要使用吸奶器，因为这段时间你需要适应母乳喂养的节奏。不过，你也可以通过这种方法把奶水储存起来，逐渐增加对宝宝奶水的供应。

> 当你的丈夫目不转睛地看着奶水从你青筋暴突的乳房里涌出，你肯定想知道他是否对你还会有性欲。
>
> **娜塔莉**

面对乳头遭受的折磨，你几乎无能为力，即便是不停地涂抹乳头霜，希望乳头变得更坚强，也无济于事。时间一到，你的这对"宝贝"就要迎接挑战了。在刚开始的几天，孩子会不分昼夜、不停地吮吸乳头。当我生老二的时候，在他来到人世的第三天晚上，他一刻不停地黏在我的乳房上。其实，这是一个进化的过程，乳房在刺激之下，分泌的奶水逐渐增多，满足宝宝日渐增长的需要。这种状况不会一直持续下去，但是不用多说，肯定会非常疼，而且如果你事先没有预料到这一点，一定会让自己大吃苦头。

关于母乳喂养，第十章会有更详细的介绍。现在读一点这方面的知识是非常明智的，当真正需要给孩子喂奶时，你如果已经做好准备，就可以克服其中的许多困难。

人工喂养

可以替代母乳喂养的方法，当然是人工喂养。这种方式的最大优点就在于，别人可以帮你分担一些喂养的工作,你不用事事身体力行。本章对人工喂养介绍的内容较少,这并非出于偏见,而是因为你对此没有必要提前考虑,而且坦率地讲,人工喂养操作起来也非常简单。

人工喂养需要做的准备

准备奶瓶并不难,但却非常枯燥无味,尤其是当你一周要配置无数瓶奶时,这个过程会让你抓狂。清洁是重中之重,不要试图省掉这项工作,要一丝不苟地按照程序操作。你需要完成以下的准备工作。

▶ 学习一些清洁奶瓶、瓶盖儿、奶嘴和奶粉勺的方法,其中蒸汽灭菌器是最快速、最简单的方法;

▶ 购买合适的奶瓶、奶嘴和瓶盖儿;

▶ 正确购买奶粉,保证与宝宝年龄段相对应。你要买的是适合新生儿的奶粉,而不是让"饥饿的孩子"吃的奶粉,这种奶粉会导致孩子严重便秘,也不是"二段奶粉"(大多数健康专家会告诉你,这不是一种言过其实的营销手段)。

更多关于如何人工喂养的知识详见本书最后一章的相关内容。

采购宝宝的必需品

采购宝宝的必需品,你需要买什么呢?在这个阶段而言,答案是:"你要买的东西并不多"。准父母们往往比较迷信,认为越早准备越好,但事实是,在起初阶段你只需买一些最基本的东西即可。许多人会发现,他们收到了好多衣服作为礼物(虽然非常漂亮,但大都不实用)。实际上,在随后的日子里,你可以随时到商店去购买，如果不愿意亲自去买，也可以网购。

但是话又说回来了，你的确需要给刚刚来到世间的小家伙准备一点儿穿的、睡的和用的。这些必需品，你要提前准备好，以防宝宝提前出生。

宝宝最初的基本需求

▶ **10个小背心，同样数量的连体睡衣**。新生儿的确不需要其他准备：他们只需要舒舒服服就好，而你需要那些容易穿又容易脱的衣服（你可能需要频繁地换衣服，因为溢出的奶水和绿色的便便会弄脏衣服）。

▶ **1件天冷时用的羊毛衫**。2件更好，这样总有1件是干净的。

▶ **1件外套或者防寒服**。

▶ **1顶帽子**。

▶ **尽可能多的小尿布**。实际需要的数量可能会超出你的想象。新生儿需要不停地换尿布——在第1周，差不多每2小时就需要更换一次，或者一天换7次。一次性尿布最方便，但如果你是一位环保达人，而且可以接受洗尿布，那么你可以考虑多次使用的尿布。此外，你还需要准备一些婴儿防护霜或者防尿布疹膏。

▶ **1个婴儿床或婴儿睡篮**。睡篮非常不错，因为宝宝会更舒适一点儿，而且你可以从一个房间搬到另一个房间，宝宝在小的时候会睡很多觉，睡篮会非常有用。但是睡篮只在宝宝三到五个月的时候装得下他们，所以不是很经济。很多人会借一个用——但是为了安全起见，建议你买一个新的垫子垫上。在前6个月，你也可以买一个婴儿"护理床"，这种床可以装在你的床的一侧。我自己买了一个，而且真是帮了我大忙。尤其当你是剖宫产，有了这种床，半夜你不用下床就可以给孩子喂奶，宝宝还可以挨着你，而且安全地躺在自己的小床里。

▶ **床上用品**。选择合适的种类，而且要多买一些，因为经常会沾上奶渍。根据一年中时节的不同，你可能需要准备一两条轻型毯子——蜂窝状、带洞的最好。有一些人喜欢使用婴儿睡袋，因为宝宝不会踢开——只要你选对了尺码，非常适合新生宝宝。

▶ **棉布**。宝宝出生之后，无论你走到哪里，都需要在你的肩头挂上一块棉布，以擦掉生活中的各种脏乱。

▶ **1个汽车安全座椅**。如果你想开车回家，没有汽车安全座椅，你不会被允许离开医院。你可以买一个新的,如果是二手的,只接受来自朋友的,以防在事故中损坏过,使安全效果打折扣。

▶ **1辆婴儿车、婴儿背巾。** 婴儿车的购买,算是一大项支出,所以你要花点儿时间精心挑选,但在购买之前,一定要试用。在网上买一个二手推车也可以,但婴儿车是你生活中一项重要内容,所以必须试用。我曾经草率地买了一个巨型"三合一"婴儿推车,为此后悔了1个月——因为它非常重,又需要抬上搬下地折叠,我几乎装不进后备厢。所以,在选择时要注意这些特点:是否足够轻便和坚固,是否便于操作,安装、拆卸是否方便,家里是否有足够的空间放得下车。婴儿背巾现在也非常流行,因为它很便捷,而且比婴儿车省地方。如果你在家周边办点儿事情,背巾会非常好用,但是宝宝恐怕不会老老实实待在里面。婴儿背巾对于采用"袋鼠护理法"的家长来说是一个绝佳的选择,它可以让宝宝贴在胸前,安抚烦躁不安的宝宝。

▶ **洗澡用品。** 在出生后前几周,你就可以"从头到脚"给宝宝洗澡了,但即使那时,你也没有必要专门准备婴儿浴盆,你可以准备一个稍微大一点儿的干净的脸盆即可,等孩子大一点儿,能够安全地待在大浴盆里,你再买也不迟。婴儿护肤用品对新生儿来说没有太大必要。事实上,即使不用护肤品,他们那娇嫩的皮肤依然会非常好。

最后阶段的应对策略

你真的不用给房子里的踢脚线刷漆。之所以这么说,是因为在生第一个孩子之前,我的确把家里的踢脚线全部刷了一遍漆。我至今也不明白自己为什么会这样做。所以,凭我的后知后觉,我很想知道有没有一种力量,可以阻止你在迎接宝宝出生期间实施重大的DIY或者清洁工程。许多准妈妈在怀孕后期精力充沛,感到有一种难以抑制的力量，在宝宝出生之前，促使她清扫每一个看不见的角落，为所有的墙壁漆上"新装"，这往往可以归结为"筑巢"的本能，但大多数时候是因为孕妈妈在产假期间太过无聊了。

潮妈夏洛特在怀孕第39周的时候，决定遵从自己内心的冲动，为自己花园修建露台……在一整天修建露台的工作之后，她的宝贝弗朗西斯出生了。

无论这是否是一种必然的生理现象，毫无疑问，尝试把房子打扫干净是值得去做的，因为以后孩子就是生活的重心，你也就没有机会去打扫房间了。事实上，孩子才不会在乎周围的环境，而你有更重要的事情要操心，你需要节省每一份能量去应对即将到来的身体上的挑战，这才是你应该具备的心态。

出于卫生上的考虑，一个清洁的厨房肯定是非常好的（尤其是当你准备人工喂养宝宝时），把地板打扫得干干净净可以避免发生被绊倒的危险。但说实话，怀孕期间任何大翻修和装修都是浪费时间。孩子出生之后，你没有更多的时间去装修房子，而且一旦孩子开始蹒跚学步，他又会把房子糟蹋得一塌糊涂。

对于婴儿房，只要你自己高兴，可以把房间装修得漂漂亮亮。除此之外，你要记住一点：孩子可能会和你一起生活很长一段时间，即使你把他搬到婴儿房，他开始对房间的设计感兴趣（或者压根就不会感兴趣），也是几年之后的事情了。

宝宝出生前要做的事情

▶ 把家里好好打扫一下，但不要痴迷于设计精良的婴儿房不放。

▶ 多购买一些基本生活用品，比如卫生纸、主食，这样等把宝宝带回家之后，你就不用为购物而发愁了。如果你愿意，还可以制作一些食物冷冻起来备用。但需要记住，所有的大超市都有派送服务——就算你没有时间出去购物，或者待在家里懒得动，也不会挨饿。

▶ 多睡、多睡，还是多睡。接下来的几个月（甚至好几年），你晚上可能都没有机会好好睡上一觉。

- 多进行一些生育方面的研究，想象一下自己希望的分娩是什么样的。
- 读一些育儿方面的书籍。很多新手妈妈意识到，看怀孕和分娩方面的内容，而忽略了如何照顾宝宝的书。根据她们所言，仅仅有一些指导是不够的。
- 外出逛逛——吃顿饭、看场电影。等宝宝出生后，你的社交生活会发生翻天覆地的变化——穿着高跟鞋、喝着鸡尾酒的日子一去不返了，你会过着经常失眠、靠信念支撑自己的日子。
- 与你的丈夫度一个"产前蜜月"。无论是一次合适的假期，还是一小段放松，和你的另一半外出旅行都是一个不错的选择。你最好预留出足够的时间，这样就不用担心在外地生宝宝了（切记，多数航空公司不允许临近产期的孕妇乘坐飞机）。现在一些旅行社正在推销"产前蜜月"，也有一大批酒店和洗浴场所提供"产前蜜月套餐"之类的服务。
- 给自己的腿和比基尼线上蜡脱毛，做做指甲、脸部还有头发。好吧，这些都不是必需的，但是有很多准妈妈发现做了之后心情大为畅快。你可以预约一家沙龙为你提供专业的比基尼线上蜡脱毛服务，大家都说把头发剪成"易打理"的发型是非常明智的，毕竟等宝宝出生之后再去修剪头发很困难，你也没有时间和心情去做。
- 练习一些放松和呼吸的技巧，以及一些分娩的姿势。你可能觉得这非常傻，但分娩时会非常有用。而且，这不正是消磨时间的好方法吗？如果你希望陪产的人到时为你做缓解疼痛的按摩，现在就可以让他提前练习练习——没有疼痛，估计会很享受。
- 准备住院行装。最好在预产期前一两周就放在门口（要放在合适的地方，别把自己绊倒了）。

症状加重的应对策略

孕晚期也是生理上很痛苦的一段时间。你会发现以前的一些"小儿科"一般的症状变得越来越严重，或者可能还会出现一些新症状。

▶ **倦怠无力**。光是挪动那笨重的身体就够费劲了，这还不算随之而来的失眠，所以不要做太多事情。

▶ **周身不适**。完全可以想象到，随着孕期接近尾声，你的身躯会发生什么变化。如果你见过一个孕妈妈在怀孕后期挺着大肚子、迈着外八字，或者干脆说，像鸭子一样摇摆着走路，你就会清楚地认识到自己的身姿会发生怎样的改变。此外，你的平衡感也会受到影响。

▶ **呼吸困难**。子宫的扩张，会对肺部产生压力，呼吸会变得更困难。对此你无能为力，抓住所有机会，多休息和放松。

▶ **背痛和骨盆痛**。这种情况在孕晚期会愈发严重，因为随着体重的增加，脊柱受到的压力随之增大，迫使身体呈现弯曲的姿态。多休息，做一些常规的、轻缓的力量练习，穿舒适的鞋子，注意自己的姿势。

▶ **腹痛**。随着韧带被抻开，以支撑不断长大的子宫，腹部区域感到疼痛和压迫是正常现象，只是在你不知道原因时，会感到一丝担心。与助产士谈谈，她会帮助你放松下来。你可能会开始经历假性宫缩，或者习惯性宫缩，有一种整个腹部收紧的感觉。事实上，这种情况贯穿整个孕期，但往往到孕晚期才会明显。尽管一般来说这个过程是"无痛"的，但是一些女性反映说到后来还是非常难受。

▶ **肋骨痛**。肋骨的压迫来自于子宫，有时也来自于宝宝，他穿着小足球靴，在你的肚子里踢出一脚贝克汉姆式的"圆月弯刀"。

▶ **乳房溢奶**。在孕晚期，乳房会溢出一些初乳——在正常的母乳前分泌，营养丰富，呈金黄色。如果溢奶情况严重，咨询产科医生即可。

▶ **消化不良和胃灼热**。发生这种情况是因为你的消化器官被挤压得没有了空间，这还会影响你的食欲。你可以试试凉牛奶和嘉胃斯康。

▶ **失眠**。随着预产期的临近，宝宝越来越活跃，越来越难找到一个合适的舒展姿势，这就意味着晚上你很难好好睡上一觉。在孕晚期，只有一个方法可以让你躺在床上舒服一点儿，那就是侧卧，但免不了过一会儿你会想换个姿势。而且，当你思考未来发生的事情的时候，你一定心乱如麻。这个时候，你开始会做一些与分娩和宝宝有关的稀奇古怪的梦，这是正常现象。枕头会非常有用——尤其是你肚子下面垫一个，膝盖之间夹一个，会起到很好的缓解作用。

▶ **腹部瘙痒**。随着肚子越来越大，你的皮肤随之扩张，这会导致瘙痒和刺激。无香味的润肤霜，比如冷霜、热痱水，会有一定作用。但不要忘了，孕晚期如果发生严重的瘙痒，可能是产前胆汁淤积症的症状，所以一定要注意区分。

▶ **手脚肿胀**。医学上称为水肿，在这段孕期内体内水分积留是正常现象。但这可能与先兆子痫有关，最好还是告知助产士。条件允许的话，要多休息，把腿抬高。

有人做会阴按摩吗

会阴，是阴道和肛门之间的区域，在分娩时肯定会受到重创，随着宝宝头部的娩出，会阴会撕裂。有人建议在怀孕的最后3～4周里，每天用手指抹一点儿油按摩会阴，有助于避免撕裂。按摩有特定的手法，助产士会教你的。从根本上，你应该做好分娩孩子时会阴区域扩张的准备，随着宝宝的娩出，会阴扩张的程度会不断增强。

显然，你应该通过练习增强会阴的柔韧性，模拟宝宝头部娩出时的"燃烧感"，可以伸展足够容纳宝宝头部的空间，减少分娩时会阴撕裂的概率。我做过会阴按摩，但是由于出现意外做了剖宫产，所以我对会阴按摩的效果不能妄加评论，但我可以肯定，分娩时会阴会有一种燃烧的感觉，在巨大的腹部压迫之下，按摩有点儿徒劳无功的感觉。

如果你想尝试按摩，在操作之前一定要确保双手干净、指甲剪短，并且使用无刺激的润滑剂，据说小麦胚芽油最好了（保健品商店有售）。按摩会阴的主要问题之一是，你难以准确找到部位。你挺着大肚子会让这个工作变得难度不小。如果你触碰不到会阴，可以让你的另一半帮忙（这也是你了解他有多么爱你的好机会）。你也可以买一个按摩球进行锻炼，同样可以达到增强会阴弹性的目的。潮妈乔说她觉得按摩的效果非常棒，让自己可以在分娩时感受到会阴的伸展。

备好待产包

你需要准备一个大包,装齐在医院要用的东西,至少在预产期前两周放在门口,以备不时之需。如果一切顺利,生完孩子后你不会在医院待太长时间。

即使你在医院停留的时间不长,在分娩时还是要准备一些东西。实际上,当你把所有需要的东西都放到一块儿的时候,你发现需要填满3个包:一个分娩用,一个住院用,一个宝宝用。如果你收拾完所有东西,发现把你的过道堵住了,那么你最好重新整理一下,只留下必需的物品。

需要为自己打包的东西

▶ **分娩用的物品**。虽然大多数医院都提供睡衣,但穿自己的可能更舒服一些。要记住准备一件值得扔掉的,因为一旦染上血渍、汗渍和产后污物,你肯定也会这样做——旧的宽松T恤比较合适。最好准备两件,以防中途需要更换。

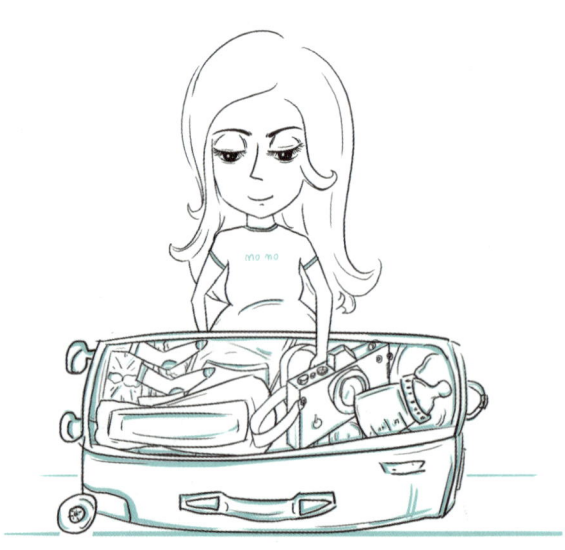

▶ **产妇专用卫生巾**。与一般的卫生巾不同——它们更大、吸水性更强,所以购买时你一定要选对。你也可能准备得过多,找几个箱子装起来,至少带一箱到医院去,以防要在医院多住一阵子。

▶ **大内裤**。你需要一些超大号的内裤,可以容得下专用卫生巾。买一套成包的便宜内裤——生完宝宝后穿几个星期,然后扔掉它们。最少要准备6套,因为你可能要频繁地更换。

▶ **哺乳胸罩和防溢乳垫**。尽量在临近预产期时测量出尺码——但记住要准备大一码的,因为在宝宝出生后的两三天,你的乳房由于开始分泌乳汁会变得更大。

▶ **奶瓶和奶粉**。如果你采用人工喂养,最好自己准备好用具,医院通常只关注母乳喂养,不会提供奶粉,但有的医院在你没有做任何准备的情况下,也会喂养宝宝。你可以在网上购买1罐奶粉——网上有许多现成的食物,非常适合在住院期间食用。回家之后,你也需要为宝宝提供充足的奶粉,还包括消毒器和奶瓶。

▶ **前开襟的睡衣**。等脱下沾满血渍和羊水的T恤后,你一定想穿一件舒服的睡衣,前开襟的衣服非常适合给宝宝喂奶。

▶ **出院之前换好舒适的衣服**。这时,你仍然非常虚弱,身上的每一寸地方都会疼痛,穿上宽松、柔软的运动装非常合适。不要错误地认为自己可以穿上怀孕前的衣服,因为你根本穿不上。

▶ **牙刷、牙膏和一些基本的洗漱用品**。医院很可能没有这些东西,而你洗完澡后一定想用它们,所以要带上沐浴露或者香皂以及洗发水。

▶ **梳子和化妆品**。听起来很肤浅,但你一定想和宝宝来张合影,所以不让自己的形象太过邋遢,最好备上这些,或者你可以试试美颜相机。

▶ **暖和的袜子和拖鞋**。医院可能会比较冷,而且有些人喜欢在分娩期间穿着袜子(这些东西最后可能会沾上污渍,所以再次提醒,一定选一双你舍得扔掉的)。

▶ **零食和饮料**。妇产科的餐饮时好时坏,尤其是半夜你饿了或渴了,所以最好自己带点儿吃的。在分娩时你可能会觉得很饿,生完之后你会更饿。在包里装一些不易腐坏的食物,比如饼干和压缩干粮,出发之前再吃一点儿新鲜的水果之类的东西。也不要忘了带几听果汁或几瓶水。

▶ **解闷的东西**。生产的过程会持续很长时间,而且,也很无趣(尤其是无痛分娩时)。所以,带本好书、几本杂志、iPad,或者在手机里下载一些有趣的视频,帮助你打发无聊的时间。

▶ **照相机**。这是个照相的好机会,你肯定不愿意错过。

▶ **手机**。宝宝出生之后,你一定会想把喜讯告诉所有认识的人,给自己的亲朋好友打个电话。

▶ **润唇膏**。如果采用安桃乐镇痛的话,你的口腔会非常干,嘴唇会开裂,所以它是必备品。

▶ **海绵、喷雾、立体音响和挑选好的音乐**。这些都在可选范围之内。

> **汉娜**
>
> 带上一个枕头,套上最喜欢的枕罩——这会非常舒服,让你感觉就像在家里一样——最好是法兰绒的。
>
> ———
>
> 简直难以想象,我花费了多少时间考虑要带什么东西去医院,但最后一件也没有用上。我尤其担心自己分娩时穿什么衣服……很显然,最后我还要脱掉衣服,对此我很高兴。
>
> **朱丽叶**

需要为宝宝打包的东西

你不用为孩子带太多东西到医院,主要包括:几套纯棉睡衣和内衣,毛衣或外套,帽子(根据天气决定),回家路上用的小毯子、尿布、药棉。

最重要的是安全座椅:除非你是步行回家,如果车里没有安全座椅,医院是不允许你离开的。

> **他人之言**
>
> 你的肚子越大,离预产期就越近,令人心烦的评论也就越多。看到女性对身体按照造物主的设计变得令人生畏,难免让人感慨,这是人的天性。所以,当有人想摸摸你的肚子,或者问"还没有生啊"的时候,你要试着去谅解他们。虽然这很难做到,但一定要控制自己的冲动,不能讽刺地回一句:"已经生啦。宝宝在家呢,现在我就是有点儿胖而已。"
>
> 如果不希望别人摸你的肚子,你就告诉他们礼貌一点。对于某些愚蠢的评论("天哪,还有4周,你肚子就这么大啦?")和"有用"的建议("一切都会好的,我光用安桃乐就过来了"),试着优雅地接受。如果做不到,那就直接无视它们吧。

产前放松好对策

毫无疑问,孕期的最后几周是心理非常煎熬的一段时间。最终厌倦了自己的这种状态,肯定迫不及待地想把宝宝生出来,这是正常的。想象一下未来的日子,不要老想着生产,分娩不过是一两天的事情,让我们勇敢面对它吧!为人父母才是你最需要考虑的事情。现在,这才是最可怕的事情。

想一些你近期做不了的事情,填补最后一段没有孩子的时光。集中精力去想一些积极的事情——很快,就会有一位可爱的小人儿进入你们的二人世界,来消除恐惧。做一些轻缓的练习,可以放松你的神经,让你感到一丝轻松。你可以在你的另一半身上多花费一些时间,向他倾诉你心中的忧虑。他也会感到非常害怕,这样做可以让他得到安慰。

阅读一些关于生育的书籍,这一点很重要,因为你要做好准备。同时,你又不想过分担心将要发生的事情，从而让自己变得惊慌失措。那么，试着在某些时候做一些完全不同的事情，比如见见朋友、看看电影。总之，想想是在宝宝出生之前的任何娱乐。

检查宝宝的胎位

大约在第28周，助产士会开始触摸你的肚子检查宝宝的胎位。现在，绝大多数宝宝会转向头位或者头朝下，做好出生的准备，也有一些宝宝会先露出"屁股"或双脚（臀位），有时还有宝宝会横向躺着（横位）。通常情况下，臀位或横位的宝宝会在出生前及时调整到正确的位置，如果没有的话，有时也可以引导他转到扭转位置。

你也可以试试哄着宝宝转动位置。一个技巧是在靠近墙壁的地方躺下，抬高双脚放在墙上，然后借助墙壁的支撑，尽量抬高你的臀部。你可以在背部、肩膀和臀部下垫上枕头。你可以每天做3次这个动作，每次15分钟。你也可以多花点儿时间做另外一个动作：四肢着地，扭动臀部。记得不要在公共场合做哦。

事实上，宝宝又翻转回原位的情况也不罕见。如果宝宝在进入骨盆准备出生前，还保持着臀位不变（据统计，有3%的宝宝会出现这种情况），医生很可能会建议你采取剖宫产。但是，如果你坚持要试一试，臀位宝宝顺产也是可能的，而且不会出现其他并发症。然而，如果胎位持续保持横位，则是其他问题的前兆，比如胎盘前置。所以，如果在孕期的最后阶段，宝宝固执地保持横位，你有必要做进一步检查，做好剖宫产的准备。

第八章 确认有喜后，需要知道的 10 件事　187

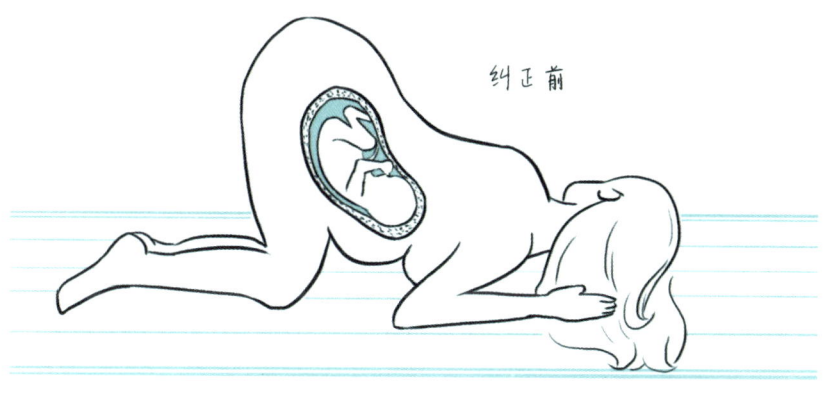

纠正前

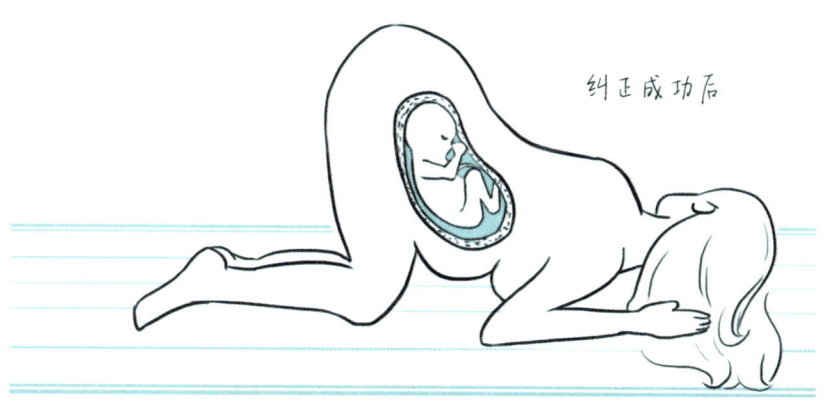

纠正成功后

随着预产期的临近，大多数头朝下的宝宝会进入通常所讲的产前位，也就是说，他的后脑勺对着你的肚子。但是，有些情况正好相反，宝宝的后脑勺对着你的脊柱，这会在孕晚期和分娩时引起严重的背痛。不过，在这个阶段，这两种胎位都不会影响分娩。鉴于我们骨盆的构造，宝宝不得不侧着身才能将头进入骨盆，只有这样，随着分娩过程的推进，当他需要转动时，才有希望在你的后面，用后脑勺对着你的前部。

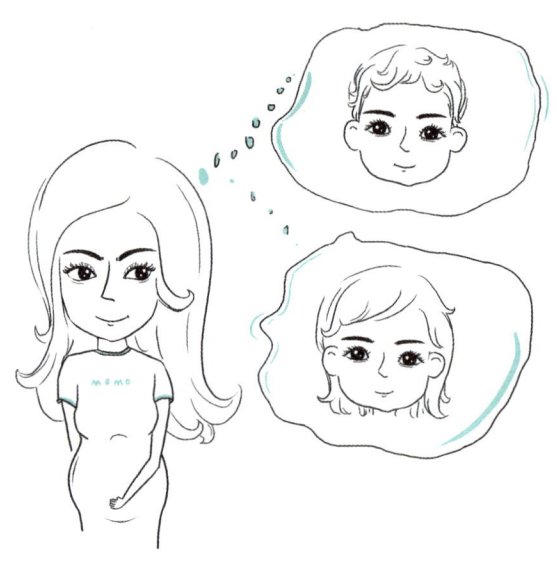

入盆

对于头胎,在第37周的某个时刻,宝宝的头会"入盆",有时还会提早一点儿。换言之,宝宝开始进入你的骨盆,做好出生的准备(这个过程有时也被称为"下降")。这会减轻你肺部和肋骨的压力,但却会给你的膀胱和骨盆带来痛苦。总之,没办法两全。

第九章

The ninth chapter

分娩时刻，会遇到哪些情况

终于熬到今天了！你是否认为痔疮和背痛让人难以忍受，好吧，现在才是真正的痛点（通常情况都是如此）。说起来容易做起来难，但千万不要被分娩吓破了胆。是的，分娩的确会很疼；是的，撕心裂肺的疼会持续很长时间；是的，实际发生的情况往往比你想象的要复杂。但是，除了极少数的例外，大部分的分娩最终都非常成功。

只有在你真正拥有了自己的宝宝之后，才能真正体会到有宝宝的感觉。那么，你可以好好读读下面这一章，你就会对即将到来的生活有大致的了解，并且可以做些准备。我会尽最大努力如实陈述。我还是坚信，提前了解未来可能发生的事情，总比什么都没有准备，到时弄不清楚发生的状况要好。

> 我知道对绝大多数人而言，从根本上讲，生孩子都是一件令人讨厌的事情。整个过程冗长乏味、枯燥单调、没完没了，而且让人极其生厌。你的大脑需要具备令人难以置信的毅力，只有这样才能让自己相信，当一切完结，孩子就会来到你的身边。
>
> —— 妮可

预产期就要来到

在真正分娩前的几天，甚至几周内，你的身体开始为最后的分娩做好准备了。有许多指标显示分娩的日子就要到了，如果出现以下情况，你没有必要惊慌。如果你感到担心，立刻给妇产科打电话。值班的助产士很可能会告诉你，沏上一杯茶，静候宝宝的到来，而且越放松越好。

留意临产前的征兆

▶ **阴道分泌物增多或变浓**。整个孕期有一些分泌物是正常现象，但临产前由于宝宝的头部挤压子宫颈，会导致分泌物增多。

▶ **背痛**。或者有一种痛经的感觉。

▶ **"见红"**。这是由于封堵子宫颈的胶状栓（看起来像黏稠的分泌物，经常伴有血丝，这会让人有一点儿担心）脱落造成的。在分娩开始前几天，甚至一两周里会出现这种情况，也可能到最后一刻才出现。

▶ **增强的假性宫缩**。这种宫缩就像是"彩排"，实际上在预产期前很长时间里都在发生——只是一直表现不那么明显，直到最后几周才开始加剧，让人感到不舒服。很多新手妈妈都把假宫缩当成了真宫缩。如果你不确定这种宫缩强烈的程度到底是不是真宫缩，那很可能就不是。

▶ **想大便**。有时发生在分娩前24小时内，这是大自然母亲在为真正的生产清理肠道。

过了预产期，怎么办

预产期已经到了，可是却没有羊水破裂或宫缩的征兆，这不是什么稀奇事。因为正常的预产期可以持续长达43周，而且预产期经常不准。

一旦过了预产期，你会有一种高潮突降的扫兴之感，当你觉得肚皮已经到了"撑破点"的时候，肯定感到压力山大。我的第一个孩子比预产期晚了两周，所以我充分理解那种悬而未决的煎熬。尽管令人心烦不已，但的确没必要过于担心。从那时起，妇产科会对你进行仔细观察，因为孕期一旦超过41周，宝宝死胎或受损的风险会慢慢增加。

如果到了预产期,你的宝宝还没有任何发动的征兆,在建议采用其他手段之前,医生会首先为你进行剥膜催产,助产士或医生会把手指伸进阴道里,在子宫颈内壁来回活动,刺激宫颈开始收缩。这会让人感到不舒服,实际上非常疼,而且会导致少量出血,还会引起腹部绞痛,所以如果你已经预约了这个服务,当天就不要再安排其他事情了。

如果这种方法不起作用,在接下来的一周的某一天,医生会为你催产——换句话说,就是采用人工手段帮助你分娩。在超过预产期14天内,大多数医生倾向于催产,这也需要符合医院的规定,也有可能是在10天内——如果你的妊娠正常,而且没有其他风险因素的话。医生会向你解释催产的原因以及利弊,但是如果你愿意,你仍然可以继续等待进行顺产。如果你真的选择了等待,医生会频繁地来探望你,可能是每天一次,以确保你和宝宝的安全。

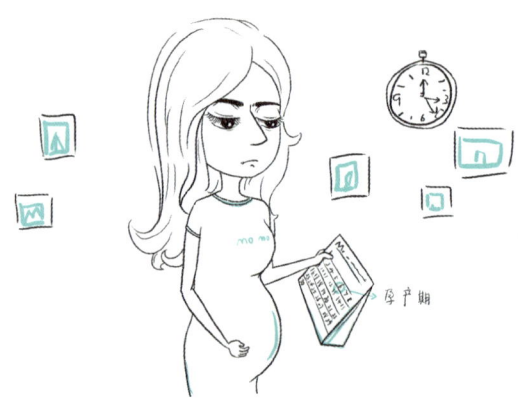

希望避免催产是正常的,因为催产意味着分娩的痛苦突然剧烈地来到(为此,你可以考虑采用缓解疼痛的措施,比如使用无痛分娩针)。如果你不想催产,你可以坚持自己的想法(宝宝总归会在某一刻出生——他必须出生),但医生出于对你和宝宝安全的考虑仍然会建议你催产。比如,一旦超过预产期,采用催产的话,宝宝夭折的概率会降低,如果你等待顺产时间超过42周,催产可以减少剖宫产的发生。一个普遍的误解是,你去医院就是为了催产,甚至几个小时内宝宝就会出生。令人遗憾的是,虽然这种情况时有发生,但在宝宝开始出生之前,催产往往要持续几天时间。

超过预产期是催产一个最普遍、最简单的理由,除此之外,下面罗列了一些其他原因。

▶ 宝宝停止发育或者发育缓慢。这表明胎盘已经停止正常工作,或者即将如此,这会影响对宝宝的氧气供应。
▶ 羊水已破,感染的概率增大。
▶ 你患有其他疾病,比如糖尿病、心脏病,或者妊娠疾病,比如先兆子痫、妊娠糖尿病,你的医生认为让宝宝生出来比待在里面更安全。

羊水破了会怎样

在某一个时刻,包裹胎宝宝的羊水囊破裂,羊水会从你的阴道喷出或流出——这种情况通常被称为羊水破裂。对大多数女性而言,直到宫缩和分娩开始后,羊水才会破(有时,医生或助产士会为你捅破羊水,这是催产的步骤之一,尽管你不必非要这样做,但是为了避免意外发生,你必须尽快使羊水破裂)。如果足够幸运的话,你的宝宝在整个分娩过程中都会被胎衣包裹,里面充满了的羊水可以起到很好的缓冲作用,确保他平安地出生。

> 我羊水破的时候,感觉就像尿了出来,根本控制不了。孩子是臀位,这就是为什么羊水会喷流不止的原因。
>
> 贝拉

通常，20个女性之中，只有1个羊水会在分娩开始前破裂。所以，如果羊水流了出来，而你的宫缩还没有开始，这表明羊水肯定会很快破裂。如果遇到这种情况，你应当尽快电话联系助产士。你可能会被要求去做一个检查，因为一旦羊水破了，阴道感染的风险就会大大增加，这会殃及宝宝。

这时，医生可能会对你进行催产，或者你也可以选择等等看，如果这样医生会让你回家待着，并且要求你对可能出现的感染保持警惕，比如高烧、羊水颜色和味道的变化等。通常，10个人中有9个会在羊水破裂后24小时内开始分娩。如果超过24小时，鉴于感染的风险会逐渐增加，医生会推荐你进行催产。

虽然这些都是陈词滥调，但羊水有时会在没有任何征兆的情况下破裂，如果你恰巧在公共场合，这会让你略显尴尬。"我的羊水是在一位朋友的母亲家中白沙发上坐着时破了的，"潮妈凯蒂坦言，"很感激她对此没有生气。"

尽管这种经历有时会感觉像是一大股水喷涌而出，但实际上并没有你想象的那样多——有些女性发现自己的量非常小，只有几滴而已。羊水应该是灰白色或透明的，有时会伴有一点儿血或者呈淡粉色。如果里面有绿色或褐色，或者血量较多，你要立即告知妇产科。他们可能会给你做一个检查，因为这可能是某种潜在疾病的征兆。

宫缩有多疼

正常的宫缩一开始，就意味着进入了分娩第一阶段。宫缩，俗称分娩阵痛，是由于子宫颈打开时引起子宫肌肉收缩而造成的，胎儿会通过子宫颈娩出。宫缩刚开始时都比较轻微（你甚至会以为那是假性宫缩），而且间隔时间较长，大约20分钟一次。这个阶段，被称为潜伏期，会持续很长时间，一整天，甚至两天都很常见，头胎更是如此。

总而言之,如果是第一胎分娩,很难说会持续多长时间,不同人之间的差别很大,但一般在12~24小时(根据很多潮妈们的报告,她们生产的时间更长)。

> 生孩子是一种超现实的感觉——我觉得就像火车失事,超越人类的想象。
> ——卡洛琳

如果白天生产分娩,要保持站立和活动;如果发生在夜间,要尽量睡着或者打盹。尽管有些准妈妈在这时什么也吃不下(有时甚至有恶心或呕吐的状况发生)。可以的话,试着吃点儿或喝点儿,这可以增强体力。洗澡是个不错的主意,有助于放松,也可以缓解宫缩引起的疼痛。其他消磨时间的放松方法包括慢步、看喜欢的明星的电影、听爱听的音乐,或者让丈夫为你按摩。应付分娩初期较弱的疼痛的一个好方法就是吃两片对乙酰氨基酚(扑热息痛),可以缓解一些疼痛。

> 我记得我告诉尚未出世的宝宝,她再也不会有兄弟姐妹了,对此我非常遗憾,因为我再也不想生孩子了。在分娩的最后关头,我觉得自己变成了一头令人难以置信的动物,大声咆哮着让宝宝赶紧爬出我的身体。由于自己的叫喊声太大了,结果第二天我不得不吃润喉糖。
> ——妮可

宫缩是什么样的感觉

因为不同女性对宫缩的感觉千差万别,所以很难确切地用一句话描述宫缩的感受。有的人把它比喻成痛经的感觉,有的说比痛经疼得厉害。有的说是腹痛感,有的说是背痛。有的女性觉得自己可以忍受,甚至不用采取止痛措施,而另外一些却觉得难以承受。就我个人而言,我认为通过呼吸和想象,宫缩带来的疼痛完全是可控的……直到我生产已经超过了24小时,而且羊水也破了,当时突然一阵剧烈的宫缩，随之而来的是天崩地裂般的疼痛，我感觉自己无法呼吸了。如果再有一阵宫缩，比刚才那股潮水般让我刻骨铭心的更甚的疼痛，我肯定会难以招架的。当即，我要求注射麻醉剂。

我听过很多顺产女性的描述，宫缩疼痛完全在她们可忍受的范围之内，随着疼痛的逐渐加剧，她们变得更加坚强。所以，每次宫缩过后，你要做好准备迎接下一次，就像对付海浪的波峰一样——保持正确的呼吸节奏，你可以和海浪一起航行，直到终点。最重要的是，你要记住，每一次宫缩来临就意味着你离看到自己的宝宝又近了一步，所有的痛苦都是短暂的回忆。这也是我们为什么能够继续快乐地生育更多宝宝的理由。这就是健忘症。

关于宫缩的感觉，潮妈们的描述千奇百怪：

一种灼热的剧痛。（莉兹）

就像有人用刀戳你。（曼娜）

感觉就像自己的身体被老虎钳夹着，而钳子的手柄也越夹越紧。（凯特）

所有感觉都集中在我的屁股上，那种疼痛就好像我要去拉大便。（尼古拉）

如果上面的描述过于惊悚的话，下面这些潮妈的感受会让人舒服一点儿：

感觉就像是宝宝自己精力充沛地来回移动——一点儿疼痛的感觉都没有。（贝拉）

和痛经一样。（玛利亚）

做比基尼蜜蜡脱毛真是太……太糟糕了。（罗曼）

我感觉后背疼极了——但是肚子一点儿感觉都没有。（娜奥米）

的确很疼，但在两次宫缩之间我感觉很好——疼痛这时完全消失了。（杰丝）

所以，宫缩的感觉因人而异。不过，有一点大多数女性都同意，那就是宫缩时不要紧张，应当放松，这样你就可以更好地从容应对了。

如果宝宝等不及了，怎么办

大多数女性头胎分娩至少会持续1~2天，在去妇产科之前你有足够的时间弄清楚自己是否真的要生了（去医院之后你也有大量的时间）。不过，偶尔新手妈妈也会被非常短的突然分娩所惊到，还没等妈妈拿起电话，宝宝已经出生了。

如果遇到这种情况，你需要做如下事情。

- 如果身边没有人，打电话找个人尽快过来。
- 拨打记下的紧急号码，他们会安排人来接你。如果找不到那个号码，拨打"120"呼叫救护车。确保大门开着，这样救援人员可以进来。
- 试着找几条毛巾——一块铺在地毯上，一块大一点儿的干净毛巾用来包宝宝。
- 保持跪姿，头放在前臂上，臀部尽量悬在空中。尽快控制，不要排挤。试着用"三短吸气、一长呼气"的方式进行呼吸，这样可以帮助你拖延一点儿时间。
- 如果控制不住推挤的力量，在人到来之前宝宝就要出来了，不要慌张。紧紧抓住他，仔细检查，确认脐带没有绕颈（如果绕颈，轻轻地解下来，但不要拉扯）。
- 一旦宝宝娩出体外，把他包起来保暖。他的鼻子里会有黏液或液体妨碍他正常呼吸，要沿着鼻子两侧慢慢地挤出来。
- 把宝宝脸朝下放在你的肚子上，头低于身体，让残留的液体流出来，用毛巾用力擦他的背。
- 不要剪脐带——等待专业人士为你剪。要紧抱着宝宝贴在自己胸前。胎盘应该很快出来，而且与脐带相连。

反复检查，确认宫口是否全开

到最后宫缩越来越强烈，持续时间越来越长，强度也越来越高。一旦宫缩变得强烈而又快速——比如每4～5分钟一次，就意味着你进入"正式"分娩的阶段。

即使如此，离宝宝出生还有6～12个小时。一般而言，如果没有什么问题，而且你可以忍受疼痛，那么助产士会鼓励你尽量在家待着，最后再去医院。毕竟，在医院也是等待，还不如在家里舒服。

当宫缩频率保持在每5～6分钟一次时，打电话给妇产科。值班的助产士可能会建议你到医院（尤其是羊水已经破了的情况），也可能建议你再等一等。如果真的到了医院，助产士确认你还需要一段时间才能分娩，也许你只能再回家去。

如果医生建议，或者你自己决定到医院去，助产士会检查你的脉搏、体温和血压，并且还会验尿。她会触摸你的腹部，检查胎位，听宝宝的心跳。然后，可能会对你进行一系列内诊，查看进展情况。随着分娩的进行，宫颈口慢慢扩张（打开），助产士检查时就是为了看看宫颈口开到什么程度。如果她说"开了1厘米"，那说明你刚刚开始；如果开了3～4厘米，仍然无法"确认"分娩；直到开到10厘米，才说明你"全开"了。如果没有确认你要真正分娩，你可能还要被送回家，并且告诉你等宫缩间隔时间越来越短，持续时间越来越长的时候，你再去医院。如果这时你觉得自己需要立刻采取镇痛措施，肯定会有心碎的感觉。

当你需要用力娩出宝宝的时候，助产士会让你和陪产人员一起待在产房待产。她会不时地过来查看进展，听听宝宝心跳，确认宫口是否开全了。这时，如果可以的话你就活动活动，用呼吸和按摩的方法缓解宫缩疼痛。但是，无论何时，如果觉得自己坚持不了，需要别人帮助的时候，一定要说出来。应该有个按钮可以呼叫助产士。

催产方式

在英国，大约1/5的女性最终是通过人工催产的方式分娩的。如果医生建议催产，他们应当给你一个完整的解释，包括原因、风险、好处以及替代方法等，还要留给你时间考虑、商量和决定。他们还应当告诉你这会为你的分娩在哪些方面提供帮助。

催产没有固定的方式，有的时间很短，有的可能要等好几个小时，甚至一两天，有时也可能根本不管用——这肯定会让你沮丧不已，尤其是你已经花费了一两天的时间在催产。

催产包括哪些方式

催产的第一种方式是对你使用前列腺素。它与分娩时自然释放、用于软化宫颈的激素（是的，来自于精子）完全一样的合成版。用药的形式可以是药片，也可以是插进阴道的栓剂或凝胶。一剂药不一定起作用，有时需要两剂，甚至三剂，即便这样，有时也不管用。如果起了作用，你就可以放心了，因为这种方式比较轻松，从理论上讲，产生的宫缩不会比自然分娩强烈。

如果没效果（经常有一半是这样），助产士或医生为了加快速度，会刺破你的羊水。他会把一个像钩子一样的小工具插入你的阴道，在羊膜上扎一个小洞，应该不疼，但是让你感到不舒服。

如果还没有效果，会再对你采用另一种方式——合成催产素（这是一种人工催产素，相当于引发宫缩的激素），从你的手上或胳膊上静脉注射。如果这样，你的活动能力就会受限。这种方法还有一个大缺点，它会引起非常强烈、急促的宫缩（你可能需要麻醉才能扛过去），而且还会对宝宝造成压力，所以需要对宝宝进行持续不断的电子监测。

能促进分娩的表现行为

研究表明,保持活动和直立会让分娩更容易一点儿,因为重力在发挥作用,会帮你把宝宝推出体外。所以来回走动、在分娩球上弹跳、四肢着地摇摆臀部,或者坐在椅子上用豆袋或垫子热敷,可以帮助你缓解疼痛,舒服一点儿。做这些事情的时候,不要自我怀疑,觉得自己像一个疯婆子一样。没必要,工作人员见得多了。

据说,分娩时采用的姿势也非常重要。许多妈妈发现,由陪护人员帮忙扶着,四肢撑地,或跪着、蹲着,或站着,都比较舒服和自在。想想也有道理,因为地球引力在帮忙。

如果你强烈地想要四处活动,或者尝试不同的姿势,就在分娩计划中记下来吧。

忘我和说粗话

凡事要分时间和场合,产房不是一个注重优雅礼仪的社交场合。事实上,在分娩过程中,你会发现自己没有预想中的冷静。不同的女性反应也各不相同,但实际上,在这段不同寻常的经历中,你可能会被自己各种出格的言行所震惊。"我平常从来不说脏话,但随着每一次宫缩,我都会扯着嗓子大喊,"莎拉说,"因为我分娩大部分时间是在家里,所以事后我向邻居们表示了歉意。"

情绪失控,对产房里的其他人口无遮拦,这是常见的现象。如果你对助产士粗鲁无礼,她们一般不会计较的,因为早就习惯了。但是,你应该在分娩的大日子前向陪护人员打好招呼,这样他可以事先对你的无礼,甚或攻击有心理准备。我在半夜分娩时,我的丈夫正躺在地板的垫子上打盹,在一次宫缩时,我气急败坏地踹了他一脚,而且骂道:"混蛋,醒醒!"事实上,这非我本意,都是宫缩惹的祸。你可能会觉得需要转移自己的痛苦,这对陪护人员而言绝对是一个坏消息。很多潮妈告诉我,她们使劲地把丈夫的头夹在自己的腋下。

在分娩的过程中,无论你做了什么出格的事儿,都不要感到难为情,毕竟这不是情绪正常状态下的你,所以一般身边的人也不会计较的。

宝宝即将降生

在分娩的第一产程和第二产程之间,有一个简短的"过渡"。宫缩来得又急又猛,异常剧烈,你会感到颤抖、恶心、困惑和痛苦,到了忍受极限。这说明第一产程接近尾声,你即将进入第二产程:宝宝娩出。

宝宝的头通过你的宫颈向阴道移动,你会感觉到臀部的压力非常大——就好像特别想要拉个超级大的便便一样。而且,你可能会感受到一股难以抑制的推力(你可能听人提到过"下坠感"),但如果时机未到,因为宫口还没有开全,助产士会要求你坚持住,不要用力。你可以通过短促的吸气和呼气来对抗这种感觉。

> 我开始经历自然的排出反应,感觉到身体把宝宝往下推。我突然感觉特别兴奋,我看到了终点就在眼前,我问助产士是不是我就要进入第二产程了。她检查之后,告诉我宫口开全了。
>
> ——卡洛琳

宫缩时的用力技巧

时机一到,助产士就会要求你每次宫缩的时候都要用力,她会指导你怎么做。许多人说自己不知道怎么用力,最常见的建议是"像拉大便一样用力"——

通过你的阴道，而不是屁股。一旦孩子的头露出来了，你肯定想要用手摸一摸，甚至想通过镜子看一看。助产士会要求你停顿一下，或者慢点儿用力，如果有帮助的话，你可以呼几口气，她会有序地引导你慢慢娩出宝宝，最大限度地减少会阴撕裂的风险。

有些分娩中，宝宝的娩出非常快速和容易，但有些却特别煎熬，花费很长时间——一个小时，甚至更长。如果你觉得不舒服，随时可以让人帮忙改变一下姿势。

有时，尽管你已经拼尽全力，但宝宝却一动不动——也许是因为他的位置不对，头太大无法通过产道，或者宫缩不再有力，失去了作用。发生这种情况时，医生可能会建议使用产钳或者胎儿吸引器（吸盘）帮助宝宝娩出。

对阴道的伤害有多大

除非麻醉在起作用，否则的话你用力娩出宝宝时会非常疼——真的，的确如此，想想宝宝的头和你阴道的大小比例就知道了。但如果你经历了长时间的分娩和长达几个小时的宫缩之后，这对你来说可能是小菜一碟。

许多妈妈在娩出宝宝时会出现会阴撕裂。尽管听起来很吓人，但在这个阶段你通常会更关注（或期盼）宝宝的降生，对于疼痛可能毫不在意。如果撕裂不大，伤口会自行愈合；如果撕裂严重，需要进行缝合。更多内容见后面会阴侧切的内容。

用力时会拉大便吗

对第一次怀孕的人谈这个事情，可能会让她难堪。在随后你就会意识到：在分娩时拉大便——这是有可能的，因为你要用力使劲。屁和尿会流出来。这是你最不用担心的事情，不要害怕，如果出现这种情况，助产士会非常警惕，并会很快清理干净。你可能都注意不到，如果你在分娩池中拉屎，你就会知道那个小鱼网是干什么用的了……

> 在我用力的时候,我隐隐闻到一股怪味,我觉得这是我的大便——这是我最担心发生的事情,但是没有人说这个事,当时我根本无须担心。
>
> 雅基

宝宝驾到

宝宝一出生,助产士会将他放在你的肚子上,方便你抱抱和看看他。这种"肌肤接触"可以帮助宝宝安静下来,促进母子之间的亲密关系,为母乳喂养开一个好头。

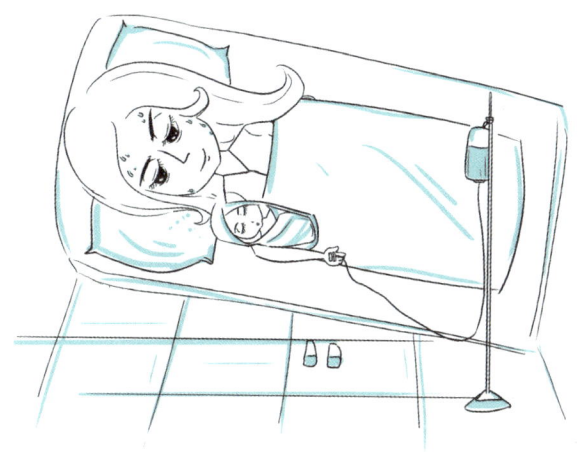

助产士会快速地检查宝宝,按照规定程序评估宝宝的呼吸、肤色、心率、肌肉张力和反射反应,这被称为阿普加(Apgar)评分或测试。助产士会擦去宝宝

身上的血、羊水和皮脂等组成的黏液混合物。擦干宝宝身体之后，为了防止宝宝受凉，助产士会用一条干毛巾或毯子把它包裹起来。

同时，助产士会夹住并剪断脐带——这是在宝宝到来时，你的另一半可以积极参与的一小部分内容。当然，如果他觉得不自在，可以放弃这个机会。胎盘娩出来之后，如果需要，还会对你的伤口进行缝合。这时你可能会感觉到自己像风筝一样飘飘然，也可能会觉得筋疲力尽，有一丝沮丧。这两种情况都属于正常。

有时，为帮助宝宝呼吸，还需要清理宝宝的呼吸道，或者给他吸一些氧。这时助产士会把宝宝放在保温台上，就像张小床。

医生还会为宝宝补充维生素K，可以注射一次，也可以口服两到三次，这可以预防维生素K缺乏性出血症（VKDB），这种病症虽然极少发生，但却非常危险。

如果宝宝看起来有点儿丑，不要惊讶。刚生下来的宝宝除了身上有点儿滑，也会毛茸茸的，身体有点儿肿、眼有点儿歪、头有点儿尖。幸好，在你的眼中，宝宝还是漂亮的。

> 我的一位好朋友告诉我，无论疼痛多么难以忍受，只要孩子一出来，一切都会结束。这一点非常有用，一定要牢记在心，因为它的的确确是真的。
>
> 娜塔莉

胎盘娩出

事情还没有结束。当你只顾着关注宝宝时，因为身体还要排出胎盘，宫缩仍然在继续（谢天谢地，现在已经轻缓多了）。胎盘通常有小餐盘那么大，你只需要稍微再用点儿劲就可以排出来。这是分娩的第三产程。

这个过程应该在分娩后大约1个小时后自然地进行。如果你希望胎盘自然娩出，可以写入自己的分娩计划之中。不过，现在医院通常会注射一针来加速这个进程，降低产后大出血（PPH）的概率。这被称为"人为控制"的第三产程，而非自然地进行，包括腿部肌肉注射，护士把一只手放在你肚子上，用另一只手轻轻地拉拽脐带、移除胎盘，这些工作一般在产后30分钟内进行（这可能会让你有一点儿不适，但不会像娩出胎儿时那样疼）。如果你决定让胎盘自然地排出体外，这个过程就会被拉长，而且容易引起大出血（存在这种可能性）。为了确保一切顺利，助产士会建议你再次打针。

有时（大约有2%）整个或部分胎盘没有娩出，仍然未从子宫壁上剥落下来——这称为胎盘滞留，如果不及时清理，会引起出血。出现这种情况时，助产士可能会试着用力拉，慢慢把胎盘拽出来，如果没有奏效，就需要做个小手术，叫作人工剥离胎盘术。做手术时，需要进行局部麻醉，比如硬膜外麻醉（如果分娩时已经注射过一次，还要追加一次），然后你会被送进手术室。

你可能会对瞅一眼自己的胎盘感兴趣——毕竟在过去的9个月它发挥了重要的作用。或许，你还想把它带回家，在花园的树下为它举行一个葬礼仪式（马来西亚的母亲们就这样做）。

据说胎盘尝起来的味道像肝脏，具有防治产后抑郁症的特性。有人可能还希望向电视烹饪大师休·费恩利·惠廷斯托尔索要菜谱，做一份胎盘酱（加葱和蒜，用火烤，拌上酱，和烤面包一起吃）。还有人把她们的胎盘制作成补给品，在产后服用帮助自己增强身体力量。如果你坚持要把胎盘做成菜，我建议你不要邀请朋友。

辅助分娩

如果宝宝被卡住，需要帮助才能出来，或者你筋疲力尽，无法靠自己的力量把宝宝生出来，这时你最终会需要辅助分娩。这意味着医生使用产钳或胎头吸盘抓住宝宝，把他拿出来。产钳是一个弯曲的夹钳，看起来有点儿像大号的色拉夹。如果使用产钳，需要进行外阴侧切，为钳子进入你的身体，靠近宝宝的头创造空间。胎头吸盘更像是一个水槽塞子：顶部是金属或塑料的帽子，可以固定住宝宝的头部，然后再加一个产生吸附力的真空泵。虽然这两种东西看起来和听起来都很恐怖，但你要记住它们都很常用，你的医生将会手持它们帮你娩出宝宝。

胎头吸盘更为常用，是两种方法中比较温和的一种，而且通常不需要进行麻醉，因此你遭受伤害或疼痛的可能性较小。相比较而言，如果宝宝的位置较高，或者情况紧急需要立即取出宝宝时，产钳更可能会造成伤害。通过辅助手段分娩出的宝宝在短时间内会带有纪念印痕：产钳会在太阳穴上留下红色印记，而真空吸引器会造成肿胀和头部变形。不过几天内这些情况就会消退，一两周内就会完全消失。

无论使用哪种方式，你都需要平躺，双脚被固定起来，而且还要对你进行局部麻醉或者硬膜外麻醉。一个医生往往只会使用其中的一种方法，并非同时使用。如果仍无法奏效，医生会建议剖宫产。

有一个学派认为，这类介入技术很多时候完全没有必要实施，剥夺了女性自然分娩的权利，而且会留下针脚、伤痕，甚至对盆底或会阴造成长期损伤，而这些伤害本来是可以避免的。另一个学派认为，如果在合适的时机，由技术熟练的专家操作，可以促进宝宝的分娩，还能降低盆底损伤或会阴严重撕裂的概率。你有权利对医生的决定提出质疑（或者由你的陪护人员代替你做）。然而，你会发现，在当时的情形下，辅助分娩恐怕是迫不得已，你只是祈祷无论采用什么方法，只要把宝宝生出来就可以了。

会阴侧切

这是让每一个女性都害怕的词语，它是指在必要的时候由助产士或医生操作，切开你的会阴和外阴，帮助宝宝娩出。其实没有听起来那么恐怕——至少当时是这样的，因为医生会对你进行有效的局部麻醉（如果你已经采用硬膜外麻醉进行无痛分娩，就不用再麻醉了）。

随后，伤口会被缝合起来（自然撕裂的也需要缝合），不幸的是，这会在产后引起严重的疼痛、瘙痒和不适——更不要提对大便的恐惧了（会导致便秘，并且长期恶性循环）。针脚完全愈合需要一个月的时间，而且可能会感染，此外如果没有做好清洁（毕竟，你的重心都放在了宝宝身上，没有足够的时间洗澡是完全可以理解的），造成的后果更为严重。对一些女性来说，愈合不好的话，可能会持续几个月。一般而言，会阴侧切愈合需要的时间比自然撕裂的要长一点儿，这也是大多数助产士为什么不使用这一方法的原因。如果你的确不愿意采用这种方法，一定要写进分娩计划之中。

> 如果你会阴有撕裂或者采用了会阴侧切术，几天之后可以使用PP霜，当你小便的时候，它可以隔离脏东西，为你提供保护，你还可以用温水冲洗私处哦！
>
> 贝拉

如果你需要紧急剖宫产

大致了解一下紧急剖宫产非常有必要，以防自己遇到这种情况。这部分内容将告诉你需要知道的一些事项，以备不时之需。

> 我希望我可以知道，在手术室的灯光照射之下我可以看到自己的反应。我至今对自己当时的经历仍然历历在目，在准备手术之前，一切都是白色的，像一张洁白的床单。
>
> 贝拉

有时，分娩刚开始时一切正常，但如果存在以下情况，医生会建议娩出宝宝最快速、最安全的方法是剖宫产。

▶ 分娩无法继续进行下去，而你已经筋疲力尽，或者宝宝被卡住了。

▶ 宝宝出现缺氧，或者他的心率发生变化，正在变得狂躁不安。

▶ 潜在的并发症危险，如胎盘早剥。

医生如果想要采用剖宫产，他往往会有充分的理由，而你由于没有足够的时间去想其他办法，研究其他方案，或者深入考虑，因此不得不把自己的命运寄托在他们身上。然而，你还有一点时间去讨论，因为医生必须向你解释他们的理由，征得你的同意。如果你计划顺产，你或许会对进行手术感到失望和惊吓。你要安慰自己，告诉自己剖宫产只不过是一个非常普通的外科手术，而且无论如何，最终生下健康的宝宝才是最重要的。

剖宫产中发生的事情

你同意剖宫产之后，医生会为你注射麻醉药，通常是硬膜外麻醉。但有时，紧急情况下，可能需要全身麻醉，这样的话，陪产人员就不能进入手术室了。同时，医生会给你插上导尿管——帮助排空膀胱中的尿液。手上打着点滴，需要的时刻可以控制药液或用来止痛。

麻醉起作用后，医生就开始切口，通常在腹部下方耻骨或"比基尼线"上方横切。这样做的好处是为了弱化子宫肌肉，并且阴毛下方的伤疤是看不出来的。在极个别情况下，如果情况紧急，也会进行"纵切"。所有手术都会在一个屏风后面进行。

第二刀切在子宫上，目的是取出宝宝。宝宝会直接被递给儿科医生检查，通常儿科医生会被一并请来参加手术。如果宝宝很小或者很虚弱，就会被直接送进特殊监护室。如果一切正常，孩子会被递到陪产人员手上，或小心翼翼地放在你身边，在缝针时让你抱抱。这样可以在缝合时转移你的注意力，整个缝合要持续近半个小时。

通常，剖宫产产后恢复的时间要比顺产长。如果是事发突然而进行的剖宫产，恢复的时间会更长。

分娩之后

宝宝终于出生了！如果他一切正常，不需要特殊护理，生完之后你很快就能见到他。你们两个人会被送到产后病房，很可能就不受约束了。你可能想要睡觉，但你仍然会忙上一阵子，想多抱一会儿或多看几眼宝宝。

> 毫无疑问，最幸福的时刻就是助产士把浑身是血的孩子递给你，抱一抱。我被这个漂亮温暖的小生命深深震撼了。这是我一生之中最激动人心的时刻！
>
> ——艾利

在宝宝出生的那一刻，我清楚地记得自己被当时的场景深深地打动，随后自己在午夜时分被送进产后病房。一切仿佛都是虚假的——那一刻在我的白日梦中出现了无数次，此刻居然美梦成真。有一点让人记忆犹新，儿子是病房中唯一一个哭的宝宝，我立刻充满了焦虑感（自此，这种感觉再也没有停止过）。到黎明时分，我只睡了大约5分钟，仍然不能相信这个事实——孩子已经不在我肚子里了，而是在我身旁的一个小床上大声哭着。

要是当你生下宝宝，发现自己没有深情地望着他，没有感觉到一生中从未如此强烈地爱过任何事和人，也不要担心。并非所有人都有如此感受，潮妈妮娜就解释说："我从来不相信那种说法：一旦抱着宝宝，就会忘记疼痛，全身心地投入爱之中——全是一派胡言！我至死也不会忘记那种疼痛，而且也不会一下子爱上一个自己根本不了解的人。所以，尽管我感到身上有一股强烈的责任感，知道他很健康，我也就放心了，但绝对说不上爱他。后来我们相互了解，学会了在一起生活，才爱上了他。"

这个时候，另外一种常见的情绪是恐惧。"这是一种交织着强烈的爱与恐惧的情感，"潮妈莎拉回忆道,"我的身体从分娩一开始就陷入恐惧之中,当第一次抱着宝宝,有种无法抗拒的恐惧袭击着我。我努力了3年就是想要这个宝宝,现在他不再是一个希望或幻想,而是一个正在呼吸的实实在在的小家伙。我为自己梦想的实现而激动不已,但同时又被突然降临的责任而吓到,我浑身颤抖得就像一片树叶。"

分娩故事——四个潮妈生产记

分享这4个潮妈的真实分娩故事,并不是为了吓唬大家,只是为了展示每个人不同的经历。一个严肃的现实是,没有人可以告诉你或者预测你生产时会是什么样子。你要记住你的分娩故事对你和宝宝而言都是独一无二的。知识就是力量,所以,做好功课,充分准备,期望在分娩到来时,有那么一缕幸运的曙光照在你身上,让你的力量可以护佑孩子安全健康地来到这个世界上。

其中一个潮妈因为突发情况进行了剖宫产,当我邀请她分享分娩故事时,她对我说:"没有什么意义吧,又不是顺产?"但我告诉她,每一次生产都是合理的,都意义重大,永远也不能称之为失败。如果分娩并未按照你的预期进行,当事情乱七八糟毫无头绪时,你要多给自己一些鼓励去应付这种局面。无论你是采用何种方式生下宝宝的,你必须为自己感到骄傲,正是因为你的努力才使这朵生命之花绽放的,同时你要明白,每个男人,即便他是世界上最强大的男人,都无法做到像你一样创造了另一个生命(激素分泌旺盛和容易激动的读者们,请注意:这些故事可能会催人泪下)。

> 你不但要在身体上,还要在思想上做好宝宝出生的准备。无论从哪个方面讲,这都是我所经历过的最困难的事情。
>
> 汉娜

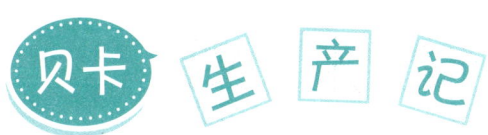# 贝卡生产记

半夜2点我起床上厕所。前一天我有轻微的腹部痉挛感觉——这发生在我预产期后的第一天,我知道宝宝就要出生了。当擦下身的时候,我发现了血迹,吓了一大跳。所以我给医院的妇产科打电话,他们告诉我需要到医院去——他们说也许什么也不会发生,但我需要到医院接受检查。此时,我丈夫还在呼呼大睡。我觉得自己还不会生,我告诉了他医院的说法,并且说自己会打车去医院。半醒半睡之间他同意了,我在黑暗中穿好衣服。出租车很快就到了,我丈夫也改变了主意,要陪我一起去。我们一起乘车来到医院,但却把准备好的待产包(一个红色的超大手提箱)落在卧室了。

我们到达医院后,医生对我进行了检查。他们在我身上挂了一个仪器,监测宝宝的心率——有一点儿快,这时他们告诉我在宝宝出生前,我不能离开医院。我几乎要吐了。进展太缓慢了——这个时候我甚至还没有宫缩。丈夫返回家中拿来了待产包(而且还抽时间"快速地"冲了个澡)。早上9点的时候,我丈夫为了保持体力,他去吃早餐了。到了中午12点,医生希望加快速度,因此助产士刺破了我的羊水。从那时起,盖子终于被打开了。我的宫缩每分钟都在增强,宫口从3指开到10指只用了3个小时。安桃乐是我的救星。我的身体经历了他们称之为"过渡期"的一段不可思议的短暂平静,原始的下坠感占据了我全部的身体,在助产士的引导下,我努力想要娩出宝宝。这时,我一直担心自己会大便的想法变成真的了——不过助产士和医生已经帮我擦干净了。诚实地讲,在这个节骨眼上,我对一切都是如此珍爱。靠着安桃乐的作用,我把丈夫抱在头下,告诉他自己是多么爱他。助产士为我做了侧切,几次用力之下,孩子"扑哧"一声掉在了床上,来到了人世。

起初,孩子没有哭声,伴随着巨大的释放感,我突然有一种恐慌的感觉,因

为医生和助产士突然将宝宝带离了我的视线,并给他的胸部进行了按摩,只剩下我在一遍又一遍地重复"宝宝还好吗"。突然有几声生涩的尖叫,然后是像小羊一样咩咩的叫声,这是因为他肺部有空气的缘故。随后,他们把已经洗净包好的宝宝递给我们,我们问是男孩还是女孩。我有一种强烈的预感是一个男孩——所以,没有惊喜。当我看到他的时候,我再也抑制不住自己的感情,这就是那个在我肚子里待了那么久的小人儿。历经千难万苦之后,他终于来到我们身边,太完美了。我们所有人都哭了——在肾上腺素的作用下,激动的情绪在我们身体里快速流淌着。

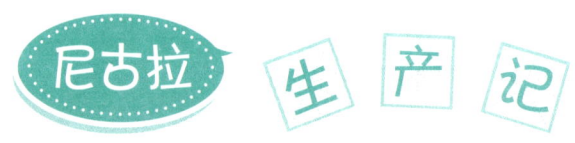

在怀孕的第41周零5天,我花了15分钟起床,来来回回走了5圈,感觉自己即将分娩。

1月7日下午6点,我来到医院做最后一次门诊催产。我的助产士瓦妮萨人非常好,而且医术高明。她安慰我,告诉我在分娩初期可以一直待在家里,到快要生的时候再返回医院。

在医院有两个女性工作人员照顾我——一位医生和一位助产士,她们让我坐在床上,在插入子宫托前对我进行了检查。然后,我带着希望回到家中。

我上床后45分钟,羊水破了,我也醒了。连续3次宫缩,让我抱头痛哭。丈夫雷立刻给助产士瓦妮萨打电话,她在电话里听到我在尖叫,立刻要求丈夫把我送到医院。几分钟内我的宫缩来得更加迅猛,在去医院的路上我不停地嚎叫,我以为宝宝会在半路上出生。但奇怪的是,我异常冷静,而且感觉一切都在自己的控制之中。我感受到每一次宫缩,我非常兴奋——真的是苦中作乐!

我们冲进医院,亲爱的助产士瓦妮萨来迎接我。我把头埋在床上,跪在膝盖上,以此对抗疼痛。我对时间毫无概念,直到瓦妮萨用难以想象的平静的语气告诉我不要害怕,可以开始用力了。这正是我希望听到的,我全力以赴,现在我的身体也开始自然地发力,这是我一生之中最强大有力的时刻。我的身体接管了一切——这是一种近似于灵魂出窍的体验。这时瓦妮萨问我是否想摸摸已经露出来的宝宝的头。我轻轻地触摸着他,感觉棒极了。

谁也不知道我经历了多少次宫缩,经过了多长时间,瓦妮萨拿着多普勒仪在听宝宝的心跳,他有点慢。她用和以前一样的语调,简单地告诉我:"尼古拉,下次宫缩的时候,我们需要把宝宝拿出来。"当宫缩又来到时,我使出了平生最大的力气,我想即便是瓦妮萨也一定会吃惊我的宝宝以如此快的速度出来了。为了保护我的会阴不被撕裂,她对我说:"现在慢点儿。"诚实地讲,我当时也正在考虑自己该如何做。

1月8日,周四,凌晨1点55分,我的儿子来到了这个世界上。

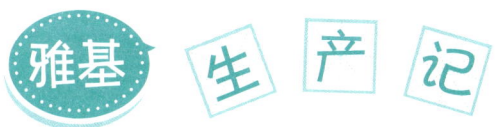

宝宝的预产期是周一,由于是头胎,我以为他会晚产两周,而且需要进行催产。在预产期前的周二,我见红了。周三早上,我开始有阵痛。中午时分,我突然发现阵痛开始发作。而且,在慢慢地加重。到下午晚些时候,虽然比较轻微,但阵痛已经发展成了宫缩。我上床睡觉了,这种轻微的宫缩持续了一整夜。宫缩让人难以入睡,我好不容易睡着了,但心里却非常焦虑,因为我担心宝宝会在晚上出生。

周四一大早,宫缩停止了,所以丈夫去上班了。到了下午,阵痛又开始发作,但是这次我确定是真的宫缩,为了应对,有时我不得不停止走路或者讲话。我使用了分娩镇痛仪,发现非常有用。但是宫缩越来越频繁,我下楼到附近的商店买来对乙酰氨基酚(扑热息痛),但店员却换不开零钱,让我烦躁不已!不要和一个待产的妈妈计较……我很生气!我记得宫缩发作时我靠在一棵树上，不知道自己是否可以走到第二家商店。

这时，我最好的朋友来拜访，而且带来了镇痛药，真是雪中送炭啊！一个晚上宫缩断断续续地袭来，夜间发作得更强烈一些。我做得很好，但觉得自己要更加积极主动一些。我把宫缩比作冲浪运动——如果你做好迎接波浪的准备，而且能够掌控它，你就可以在波峰之上滑行；如果你判断错误，你就会跌落下来，波浪也会对你造成伤害。

大约在午夜时分，事情开始变化。我流出了一点儿血（之后我们认定这是剩余的见红），宝宝开始移动，疼的方式也完全发生了变化。我记得当时感觉自己的后背像爆炸一般的疼。从那时起，我的后背一直在疼，有时甚至让我感觉不到宫缩。随后我意识到这是因为宝宝和我"背对背"，他的脊椎正好顶着我的背。太令人沮丧！我发现有"见红"，再加上疼痛所致，我开始害怕了，于是给助产士打电话。她来给我检查了一下，宫口开到4指了，所以我需要去医院。我告诉她我已经忍受不了了，希望在出发前就打麻醉针。

我们到达医院后，助产士为分娩池放满了水，鼓励我进去。我照做了，那感觉就像是洗了一个热水澡，靠在浴盆边缘会非常舒服，但是这无助于缓解我的疼痛。我使用了安桃乐，但是让我想呕吐。那一刻，我觉得自己已经到了崩溃的边缘，无比沮丧和烦躁。虽然我一直在背痛和浑身不适，但分娩的速度完全降了下来。我有点儿筋疲力尽了。这时我觉得他们不会给我进行麻醉了，所有人都背叛了我。

直到此时，我的宫口才开了5指，他们决定为我催产，加快分娩进程。在此之后，我终于能够休息了，甚至还睡着了。大概中午的时候，他们把我叫醒，询问我是否做好了分娩的准备。这时我感觉非常轻松和放松，觉得自己可以做到。我在肚子顶部放了一小条带子，这样我就可以感觉到每一次宫缩——这非常管用，给我用力分娩找到了参照物。我分娩了2个小时，大约下午2点的时候，他们开始担心宝宝的心率。尽管我正在用力娩出宝宝，医生却建议使用产钳，这样可以快点儿将宝宝取出来。这时，医生还有其他几个人走了进来。他们用了产钳，很快就把宝宝取了出来，然后立刻把他放在我的身边。

整个怀孕期间，我一直担心自己对宝宝是什么样的感情（我会不会不喜欢他或不爱他），但对我而言，那一刻令人不可思议。我看着他，记得当时自己想："噢，就是你！你一点儿也不吓人！"我立刻爱上了他，并且告诉他为了他，我已经做了能做的一切。

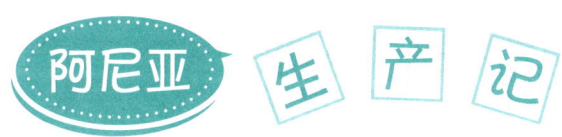

阿尼亚生产记

生第一个宝宝的经历简直太痛苦了。生第二个宝宝之前，我不得不在剖宫产后的阴道分娩和再次剖宫产两者之间进行选择。

助产士告诉我，最重要的事情之一是："无论你做何决定，你必须承受并且全身心地勇敢面对。不能让自己或其他人质疑你的决定。"这对我帮助很大，在与医生多次讨论之后，我预约了剖宫产。

进入第38周，我去见了医生，问他能否推迟剖宫产的日期，给自己的身体一个顺产的机会，这或许是宝宝的选择。医生为我量着血压，耐心地听着我的诉说。然后，她告诉我："我肯定不会同意推迟。你的血压太高了，而且在你的尿液中发现了蛋白（这是先兆子痫的特征），所以你甚至有可能今天就要生宝宝了。"这太令人震惊了（我甚至还没有准备待产包）。但从这一刻开始，我反而冷静下来，这也许就是宝宝来到我身边的方式——不要挑战他的选择。

我治疗了一周的血压，经测量符合要求后，服用了术前药物。在宝宝出生前的那个晚上，我紧闭双眼，但由于兴奋，半睡半醒。第二天早上，助产士在8点钟的时候为我做了检测，然后告诉我："好，让我们去见宝宝吧！"

我准备好在9点做手术。我不得不穿上一件没有后背的蓝色外衣，妇产科的医生为我做了全部的术前检查。但是由于人员安排出现了问题，之前一天的人还没有做完手术，所以我只好等下去。我尽情地享受最后的几个小时，用手轻轻触摸着肚皮，感觉到宝宝在里面动。

终于在下午3点，轮到我了。在我的分娩计划中，我要求的"自然剖宫产"，也就是尽量仿效自然分娩的各个产程，慢慢取出宝宝，首先是头，然后通过周边组织和器官的轻微压力产生"挤压"，就像通过产道一样，这样可以帮助宝宝排出肺部的液体，而这正是一般的剖宫产存在的问题。我想象着这一切可以轻柔舒缓地进行，以补偿我不能顺产的损失。

事实上，当开始生产时，我的身体非常虚弱，呕吐成了我的主要表现。我生第一个宝宝的时候也发生过这种情况，所以这一次我希望在整个手术过程中都不要如此。我并非不关心宝宝是被温柔地拿出来还是被拎着脚出来，只是当一阵又一阵无法抗拒的呕吐感来袭时，我只有招架之力。20分钟过去了，医生们还在我的肚子里忙活，这让我非常不舒服。这不是顺产，但你可以感觉到体内有拖拽和推挤的感觉。终于，一声撕心裂肺的哭声传来，他出生了！

我希望立刻和宝宝进行肌肤接触，于是助产士将我的宝宝弗雷迪放在我的胸前。在病房，弗雷迪紧紧地抱着奶吃——由于他是我的第二个宝宝，所以我对喂奶的程序已经很熟悉，但是一位负责的助产士可以让母乳喂养在没有障碍、没有宝宝哭闹的情况下顺利地进行下去。

妇产科医生做完所有工作还需要几个小时，在这段时间内，你的下身没有任何感觉。所以，夜幕降临时，我就像一条搁浅的鲸鱼，姿势非常难看，而且动弹不得，但是宝宝已经生出来了，我非常知足。那之后我呕吐了很长时间——躺在床上不能动弹，但是还要吐在公立医院的垃圾桶里，而且宝宝躺在你的怀里睡觉，这简直是笑话。由于呕吐一直没有减弱，凌晨3点护士给我注射了抗呕吐药物。但是我记得在产后病房的这个夜晚是那么宁静和欢乐。我很庆幸一切顺利，而且宝宝非常健康。

第十章

The tenth chapter

产后的爱：照料宝宝与产妇调养

安顿下来

在生宝宝前读一读这章内容是一个好主意,原因有二:一是面对突如其来的抚养宝宝的重担,你可以有所准备;二是一旦宝宝出生之后,你就没有时间阅读了。

> 我不建议在生完宝宝的头几周,亲戚朋友前来拜访。回顾自己的经验,我认为你需要时间去关注、品味和享受宝宝出生的喜悦,而且不必梳妆打扮。
>
> 妮可

如果你是正常顺产,生产12个小时后就可以出院了。有些女性迫不及待地想要回家,而有些则很享受躺在床上被人照顾的这段时光。

等你回家安置妥当后,你会有一种奇怪的感觉——房间里突然多了一个人,完全依赖你和丈夫的爱和照顾,你们要保护他免受伤害。给自己一些时间进行调整,接受这一切。这个学习的过程是一条急转的直线,首先你要做到稳。

如果有什么不明白的地方,记得不要独自处理:你可以给助产士或妇幼保健员打电话咨询。如果你无法快速联系上别人,而且又急需帮助,可以随时打急救电话。把所有重要的电话号码都放在显眼的位置,这样在需要时你就不必在慌乱中寻找了。

> 我发现第四产程是一个非常有用的概念——比如,有助于你调整心情,降低心理预期。宝宝已经在你肚子里待了9个月,他的出生对你们而言是一个大惊喜,你可以一刻不停地把他抱在怀里。前3个月你只需要去了解他、恢复身体,同时找到全新的生活节奏。对我而言,宝宝出生后的前3个月是我发现生活新常态的标志。
>
> 朱丽叶

新生宝宝的神秘特征

你是不是很想知道自己是否真生了一个"外星人"？或者他那奇形怪状的脑袋是遗传了你还是你丈夫？不要担心，新生儿都是这样的，有很多神秘的特征。下面就随便挑一些新生儿的特征，可能会让你大吃一惊。

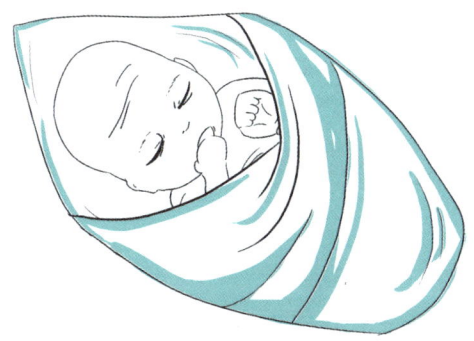

▶ 他们第一次大便（胎便）又黑又黏。这些东西很快就变成了黄色或绿色的稀便（母乳喂养的宝宝），奶粉喂养的宝宝大便发灰、发硬（而且会更臭）。

▶ 新生儿的皮肤常常是又薄又皱，上面布满了疹或斑（如果不放心，就可以让妇幼保健员检查一下，但多数情况下都是正常无碍的）。

▶ 毛发很浓密。这是遗留的胎毛，在子宫里可以保护他们，会自行脱落。

▶ 身上仍会有皮脂，而且有点儿油。不要清洗，这可以防止皮肤干燥。

▶ 由于经历了产道的挤压，头型很怪异（尤其是使用了胎头吸盘或产钳）。头顶上软乎乎的一块，头盖骨还没有长合，这叫囟门，可能需要1年多的时间才能闭合。同时，不要过于担心它会被破坏，由于皮肤下面有一层结实的膜，想要穿破可需要点儿功夫。

▶ 眼睛有点儿斜视，这时因为周围的肌肉还没有发育完全。

▶ 出生后几周内，脐带的剩余部分还连接在肚子上，随后会皱缩脱落，这是留给你的可爱的纪念物。同时，你要仔细观察，由于有时会感染，如果看到溃烂，就告诉你的助产士或妇幼保健员。

▶ 生殖器和乳头可能会肿胀，这是你传递给新生儿的激素所致。如果是女孩，由于同样的原因，尿布上会留下一点血。

▶ 当你喂宝宝的时候，可能会吐出来一大堆奶，这就是常说的吐奶。这是正常现象，但如果看起来非常多，喷射出来或者呕吐物颜色奇怪，或者宝宝看起来非常痛苦，可以让妇幼保健员检查一下。

▶ 在前几周，孩子会不停地睡觉。你可以利用这段时间多休息和恢复。

宝宝喂养方式

为你的家庭新成员准备足够的食物，是你产后前几周和前几个月最主要的工作。在前面我已经列举了母乳喂养和人工喂养的优缺点。现在我要重申，如何喂养宝宝是你自己的选择，每一种方法都有它的道理。

母乳喂养的真相

我在以下情况下都给我们家二宝喂过奶：在操场上追着3岁的大宝跑，而二宝挂在胸前的吊袋里；在公共汽车上；在卫生间；给邮递员开门的时候；上普拉提课的时候。他现在已经10个月大了，我依然在母乳喂养。母乳喂养可以与你的生活无缝衔接，会给你带来一种独有的亲密感，更别说你可以魔术般地产出母乳，享受独自一人完成喂养宝宝工作的那种荣耀。我母乳喂养二宝是一段充满了喜悦和纯真的旅程。如果你问我，喂养大宝是什么样的感受，我会告诉你一个完全不一样的答案，那就是非常艰难，而且效果很差。无论是精神上还是身体上，对我都是一段煎熬和困难的经历。

最简单的事实是：母乳喂养是世界上最简便和自然的喂养方式，如果你掌握得当，它也是最简单、最健康的方式，更不用说喂养宝宝是多么便捷了（随时随地可以喂奶，完全免费，不用带奶瓶，不必为准备喂养用品而手忙脚乱）。但是，如果没有掌握诀窍，它会非常非常艰难，尤其是如果你一心想要母乳喂养但却进展不顺时，作为妈妈你会产生巨大的挫败感。如果你想跳过母乳喂养，直接选择人工喂养，这是你的选择，你应该高兴地坚持下去。如果你想尝试母乳喂养，一定要做好准备迎接前方的挑战，保持头脑清醒，最终你一定能够克服困难，取得成功。

可能是因为我们没有为母乳喂养做好准备，我们自以为知道该怎么做，而且不需要努力和练习，就可以给孩子喂奶——这或许就是为什么在刚开始母乳喂养时很多人遭遇诸多困难的原因吧。常见的问题有孩子不会含乳头、乳房疼痛难忍或感染、母乳不足、宝宝不感兴趣甚至不喜欢吃奶等，即便是你抱有最坚强的决心，也难免会动摇。

其他书籍（以及许多健康专家）都掩盖了这一点，我在此要讲出来，那就是：刚开始母乳喂养时，真的很疼！简言之，母乳喂养的前6周是准备阶段，你需要学习和适应，不得不忍受喂养带来的疼痛。如果你把这些置之脑后，那么就可以通过母乳与宝宝建立长期的融洽关系。实话实说，当我给大宝喂奶的时候，每当我把他放在胸前都会害怕，就像一把刀子在割我的乳房一样——这比分娩时的疼痛要难受得多。有人说，如果你疼，就表明方法不对——但事实上，就算方法正确也会疼的（至少在刚开始是这样）。之后，你脆弱的乳头皮肤会出现斑痕或裂纹，更糟糕的是乳头感染，而你不得不把已经感染或破裂的乳头塞到饥饿的宝宝的嘴里，他会毫不留情地吮吸。

> 我希望了解更多关于母乳喂养和肌肤接触方面的知识，英国全国生育联合会（NCT）的课程一点儿用处也没有，我儿子不含乳头，最后也没吃上奶，还引发了呼吸问题，在新生儿病房待了10天。
>
> ——贝拉

还有一件关于母乳喂养的事情可能没有人提醒你，那就是在开始母乳喂养时，你需要花费大量的时间。小宝宝的胃容量很小，他们的奶量需求间隔很短，所以你必须每隔一两个小时就要给他喂奶，每次半小时。这种频繁且持续的哺乳时间，你不得不承受。即便是我喂养二宝，他吃奶很好，也是在两周之后疼痛感才慢慢消退的。我们花费了大量的时间窝在沙发里给宝宝喂奶，在起初的日子里，我边喂奶边看电视——在这段时间里，你要手里拿着遥控器或一本杂志，一大杯水，一杯茶，还有饼干，确保可以随手够得着。

在产后最初的几周，你要频繁喂奶，每次时间又很长，似乎一天中每10个小时，有9个半小时你都要待在沙发上。吃点儿面包，喂奶可以让你有大把的时间吃东西——这一切都是应得的，作为一个母亲，你需要更多的能量生产乳汁。如果你喜欢，就热情地拥抱这种生活吧。尽管当你置身其中时，你觉得这就是你全部的生活，但这实际上只是你人生之中的一小段时光，也是你抚养宝宝成人过程中的一小部分工作。

事实上，一旦你熟练了，喂奶就是小菜一碟：自由、轻松、舒适。回味最初给大宝喂奶的经历，我满脑子都是幸福的回忆，一个温暖而又贪吃的小家伙黏在你的胸口，我充满怜爱地注视着他。当一切理顺之后，我已经根本不在乎疼痛了。

通常情况下，如果一切顺利，疼痛感几周之后就会消失。如果两周之内疼痛没有减少，为了你的精神和乳房着想，你最好找个医生看看。如果处理不好，喂奶会给你的精神带来副作用，你会感受到自身以及周围人带来的压力。如果处理得当，并且有人指点，大部分产后初期的喂奶问题都可以得到解决。所以如果你正在挣扎，但又决心把母乳喂养进行下去，可以寻求助产士或幼妇保健员的帮助。如果他们没有时间或者不愿意帮忙，你可以和母乳或哺乳咨询师联系——总之，总有人会帮助你，或者打个电话咨询一下也是好的。也有一些组织致力于促进母乳喂养，你可以联系他们。

> 母乳是天然的，而母乳喂养却不是，有一个人指点非常重要。当我哺乳的时候，激素在我体内流淌，那种感觉非常奇怪——事实上我感觉到痛苦在我的身体内乱窜，当情绪退去，我感觉子宫在痉挛。
>
> 艾利

母乳喂养的成功做法

▶ 确保自己舒服。准备一个大脚凳，胳膊下放一个大枕头（V型的哺乳垫更好），会有很大帮助。

▶ 只要宝宝想要，就把乳头塞给他。虽然会很累，但这是保证供奶的最好方法——况且不用一直这样。一两个月后，哺乳就会快很多，而且间隔也长很多——这是实话。

▶ 确保宝宝尽量大口地吮吸，因此他需要多含一些乳头。如果做不到，立即检查他是否舌系带过短。如果只是咬着乳头的底部，他就无法吸出奶，而且你也会很疼。

▶ 如果不对的话，拔出乳头，重新再来，头30秒吮吸之后如果你疼，就不要继续下去了。如果宝宝还在享受吮吸，不要生拽，那会让你非常难受。你可以把小指头伸到他的嘴角，阻止吮吸。

▶ 在换另一侧乳房之前，让宝宝把这一侧的吃空，吃完另一侧再回到这一侧（你知道什么时候没奶了，因为乳房会变得又软又松）。在你的胸衣带子上扎一个安全别针或带子，这样就能记住下次先吃哪一侧的乳房了。

▶ 手上多拿些防溢乳垫，你都想不到会有多少奶流出来。

▶ 一个天然疗方是卷心菜叶子，可以减轻乳头疼痛和充胀。尽管没人知道这种疗法的作用原理，使用时最好在冰箱里冰过。

▶ 母乳喂养稳定之后，不要使用奶瓶或仿制品喂奶，免得宝宝分不清楚。

▶ 如果你觉得害羞，没有必要当众哺乳，可以找一个安静的地方或者请求为你留出私密空间。一块遮挡严实的棉布就可以很好地遮盖。

▶ 母乳喂养期间要确保自己吃好、喝好。母乳喂养要比怀孕期间每天多耗费1.67kJ的热量——所以现在你有大吃大喝的理由。继续每天服用10mg维生素D，保证宝宝的骨骼和牙齿健康。

▶ 母乳喂养期间不要抽烟，因为烟草中的尼古丁和其他有害物质会传递给宝宝。

▶ 哺乳期和怀孕一样，最好不饮酒。

> 我的一个朋友已经有3个孩子了，在我第一次怀孕时，她告诉我对她而言最好的投资就是买了一个好乳罩，因为你需要不停地带着它。这是最好的建议之一，我买的是最贵的乳罩，但却非常舒服，而且很漂亮，我根本感觉不到自己是一个"奶牛"。
>
> 茱莉亚

母乳喂养可能遇到的问题

如前所述，在母乳喂养中你会有许多障碍需要克服。下面列举了一些常见的共性问题以及你可以采取的方法。如果你需要更多帮助，可以联系助产士或者当地的哺乳诊所进行咨询。

母乳不足

虽然你希望母乳喂养，但是身体却没有足够的乳汁让宝宝吃，再也没有比这种感觉更糟糕的事情了。这的确是一件事,会在各种情况下发生。如果你刚经历过一场让人精疲力竭的分娩,或者做了剖宫产手术,你的身体可能会受到惊吓,推迟乳汁的分泌。宝宝吮吸乳房不够充分,或者吮吸的方法不对,从而不能把乳房里面的乳汁吃干净,这就无法给你的身体传递正确的信号,进而无法分泌更多的乳汁。当我喂养大宝的时候就发生了这种情况,让人非常沮丧和痛苦。于是我很快向其他人寻求帮助,从而没有再犯同样的错误。

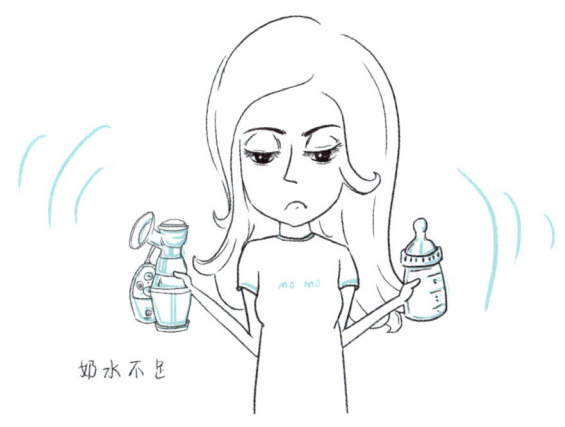

奶水不足

如果遇到母乳不足,你该如何处理呢?首先你不要沮丧,不要被这个问题打败,你有很多种应对方法。如果你决心进行母乳喂养,不管别人说什么,一定要记住这并不意味着你不能给宝宝吃配方奶粉。最关键的事情是宝宝得吃饱。除此之外,使用吸奶器是一个刺激乳汁分泌的好方法……此外,你可以找一个专家看看宝宝含乳的方式是否正确,另外让宝宝多吮吸乳头。你再也不会觉得自己像一头奶牛了,一天从早到晚只会"产奶",无论精神上还是身体上这都是一种折磨。为了多分泌乳汁,你需要多喝水,多吃蛋糕。你也可以试试吃一些葫芦巴,据说有催乳功效,不过会让你浑身都是咖喱味。还可以联系你的助产士和哺乳医生征询其他方法。不过,好在这段人生中的"奶牛"时光终将过去。

舌系带短

这听起来像一个中世纪的词语,但令人惊奇的是,这却是一个非常普遍的问题。如果宝宝不好好吮吸,哺乳时经常哭闹,将乳头含一会儿吐一会儿,或者宝宝吮吸让你觉得非常痛苦,而且经过前两周之后,这种情况仍然在持续,那么你就要立即去找你的助产士、妇幼保健员或者哺乳医生，让他们检查一下宝宝是否有舌系带过短的情况。舌系带短是一种先天性发育异常，主要是指连接舌头和口腔底部的系带过短，使舌头的正常活动受到限制。宝宝的舌头需要将乳头完全包进他的口内，如果嘴张得不够大，就没有充足的时间吸出乳汁，这会让你和宝宝都非常难受。这种情况非常容易识别和治疗——以前，助产士在宝宝出生后会直接用锋利的指甲划开舌系带。现在这是一个很常规的治疗，你可以看着医生处理，治疗成功与否在哺乳时就会显现出来。

乳腺炎或乳管堵塞

乳腺炎是由于乳腺组织发炎引起的，让病人非常痛苦，引发的原因多种多样，比如宝宝含乳不当，吸乳不充分，或者错过哺乳等。症状和流感类似：高烧、发抖，浑身难受。如果你怀疑自己得了乳腺炎，因为需要服用抗生素，所以要及时就医。在服药期间你仍然可以给宝宝哺乳，这有助于释放多余的乳汁，所以坚持哺乳可以帮助你尽快康复。然而，这个过程会非常痛苦，考验你母乳喂养的决心。

乳头皲裂

这不是开玩笑，我不撒谎，真的非常疼。护乳霜非常好用，可以预防皲裂的发生。兰思诺（Lansinoh）是听说最多的品牌，但你也要学会正确使用。你要不断地涂抹——哺乳前后、晚上、两次哺乳之间、洗澡之后、洗澡中，放在冰箱中冷藏保存效果更佳。在最初几周，尽可能让乳头多接触空气，这有助于乳头的恢复。当然，这需要你四处转转，这样的话你的乳房也可以同样放松一下，不过有亲戚来拜访，你可能就脱不开身了。在早期，尽可能让你的乳房享受自由的时间，这可以加速治愈乳房皲裂。

人工喂养

如果你决定使用人工喂养，或者由于某些原因只得放弃母乳喂养，不得不让宝宝吃配方奶粉或速溶奶粉，对于这些情况，不要有任何内疚感，学会忽略反对你的健康专家和婆婆的意见。快乐喂养的公式：快乐的妈妈=快乐的宝宝，快乐的宝宝=快乐的妈妈。如果母乳喂养不适用于你，让你非常痛苦，那就拿起奶瓶吧！如果乳房不争气，也不要有任何愧疚。底线是必须让宝宝吃饱，每天快乐地成长。请记住，这才是你应该考虑的问题，不要理会那些固执坚持母乳喂养的人的意见。

许多吃奶粉长大依然活泼可爱的宝宝的妈妈会告诉你，只要注意卫生，做好准备，配方奶粉是母乳的绝佳替代品。人工喂养也有优点：乳房不会疼；其他人可以帮你喂宝宝（尤其是半夜，真是一大福利）；你可以知道宝宝准确的饭量；你再也不用在大家面前露出胸脯了。

混合喂养

记住你可以采用"混合喂养"：一部分奶粉，一部分母乳。在母乳喂养过程中，越早引入奶粉越好——也难怪，一旦宝宝习惯于趴在你柔软舒适的乳房上，吮吸甜蜜温暖的乳汁后，橡胶奶嘴和配方奶粉对他很难产生吸引力。所以当你开始加入奶粉之后，必须要坚持。一旦成功之后，你会发现宝宝对两者都会接受——你可以自己决定采用何种方式喂宝宝，但是你要坚持在每天固定的时间段采用相同的方式进行喂养，这样才能保持乳汁的供需平衡。

关于混合喂养，需要提醒的一点是：你的乳房会很快适应新的喂养方式，逐渐减少乳汁的分泌。所以，如果你开始采用混合喂养，你就要尽快认识到这一点，而且要坚持下去。

婴儿护理要点

正如你购买本书时的期望一样，这是一本关于怀孕的书。但我还为你罗列了一些最基本的婴儿护理要点，在婴儿出生前供你阅读、准备和消化。如需获取更多0~1岁婴儿护理的相关信息，可以阅读《第一次当妈妈》（White Ladder Press 公司于2012年出版）这本书。

为宝宝洗澡

刚开始时你完全可以把宝宝放进大浴盆里洗澡，但有时这可能会吓着他，其实在最初的几周只需给他"从头到脚"冲澡就行。不需要婴儿浴盆，一盆干净、温度适中的洗澡水即可。脱下宝宝的衣服，将其包在毛巾里保暖，然后轻轻擦拭宝宝的眼睛、脸、脖子和耳朵周边（不要洗耳朵里面）、脐带残留物周围、手以及下身。尤其要注意脖子和腋下这些褶皱皮肤里的奶渍——有些宝宝在这些部位可以造出奶酪！用毛巾轻轻地拍干宝宝的身体，褶皱部位也要擦。

换尿片

宝宝每次大便之后，或者屁屁有点儿潮湿之后，就立刻给他换尿片，防止宝宝患上尿布疹。彻底清理并擦干小屁屁，用一点儿护肤霜（一般推荐使用棉絮和水，不含酒精的婴儿湿巾也可以）。注意观察宝宝的小屁屁：湿乎乎的尿布是他吃得好的标志。一般而言，24小时内更换6~8次尿片为宜。至于宝宝的大便，母乳喂养的宝宝没有什么规律，即使好几天不拉也无须担心；喂奶粉的宝宝很容易便秘，如果超过一天没有拉便便，应该告诉助产士或妇幼保健员。最初几天如果在尿布上发现了晶状物，而且尿布不是很湿，可以征求助产士或妇幼保健员的意见，看看宝宝是否有脱水的迹象。

> 我很幸运加入了全国生育联合会（NCT），我和小组成员们相处融洽，在生完宝宝后的前几周，我们彼此之间坦诚相待。许多人都坦承自己的宝宝性情古怪，该睡的时候不睡，该吃的时候不吃，而且经常不明所以地哭闹。
>
> —— 茱莉亚

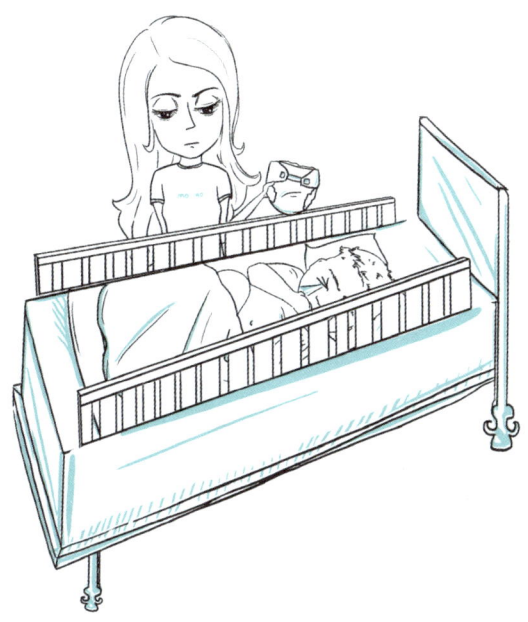

抱宝宝

刚开始抱宝宝时被吓到是正常的，因为这些小家伙是那么小、那么柔软和弱不禁风。不过，很快你就会找到宝宝最喜欢被抱着的姿势，但同时，最重要的是你要记住托住宝宝的头，因为在头几个月宝宝脖子上的肌肉还没有力量。我的二宝4周的时候，一个朋友来访，他把宝宝举在空中，做"空中飞人"的游戏，显然这位朋友习惯了或更适合与大一点儿的宝宝待在一起——我不得不非常不客气地提醒他：他出生只有4个星期，根本支撑不了自己的头部……

为什么宝宝会不停地哭

一些父母非常惊讶，宝宝怎么能哭那么长的时间——1天哭1~3个小时非常正常，而且经常没有任何原因地哭。我家大宝就是一个哭孩儿：噢，天哪，他不停地哭啊，哭啊……以至于我至今还能清晰地回忆起他那惊慌失措的眼神。

虽然很困惑和烦恼，但是特别能哭的宝宝很常见——大约有1/5的宝宝有这种倾向（坦率地讲，一般都是父母首先被打倒）。过度的哭闹通常会引发疝气，如果宝宝哭闹得很厉害，会让人不胜其烦，但如果你置之不理显然是不合适的。我家大宝就是这样。虽然理论众多，但没有人知道具体原因——最流行的观点认为这是由于消化系统未发育成熟造成的疼痛，也有人说是宝宝被子宫外的现实生活吓到了。需要提醒你的是，这并不是因为宝宝不喜欢你，因此父母不要以为自己"做错"了什么事情。我们家的"小哭孩"现在已经变成了一个快乐阳光的宝宝，所以这只是暂时的烦恼而已。

如果宝宝不停地哭，你首先要排除各种可能性，比如他是不是饿了，累了，需求改变了，或者身体不舒服了。如果不是这些情况，你就要找一些解决办法，比如抱抱、搂搂、抖抖、摇摇、拍拍他，或者哼首歌给他听。把他放进婴儿车或者背巾上，来回走走会有奇效，出门呼吸呼吸新鲜空气也会有帮助。再不然，就只能开车载着宝宝转一圈儿了。好多父母喜欢用摇摇椅哄宝宝。

市场上治疗疝气的物品有很多，比如西甲硅油，有时这种宝宝神仙水会有作用——但它无法让宝宝不哭，你值得一试。有些人求助于按摩或整骨疗法。这是一种替代疗法，通过对宝宝身体的部位进行抚触，缓解体内的压力。

抚触按摩是一个非常好的方式，可以排出宝宝体内的毒气，你可以参加一个婴儿按摩课程，或者在相关育儿网站上观看视频讲解。你会发现给宝宝按摩是一件非常有趣的事情。这个方法会促进宝宝放臭屁，这让他感到非常舒服。分娩过程会使宝宝产生原发性的疼痛以及严重的焦虑，整骨疗法正好可以帮助他改变不良情绪。我最终分娩时，生了几乎3天也没有成功分娩，由于胎儿心率下降，最终只好采用剖宫产将他取出。你可以想象，不仅对我，对宝宝而言，这也是一段充满压抑的经历,所以毫无疑问在出生后的头几个月里,他也会产生不良情绪。请记住:新生宝宝向父母反映他需求的唯一沟通方式就是哭泣。但问题是,你要准确地翻译出他的想法。

如果宝宝不停地哭,你又毫无办法,可以让妇幼保健员或全科医生检查一下,有时也可能是生病让他很难受。对我而言,过度的哭泣最终可以让我知道我没有喂饱他,所以他真的非常饿。总的来说,哭声可以提醒我们检查宝宝是否舌系带过短,为他进行整骨疗法,或者将单纯的母乳喂养变为混合喂养——通过做这3件事,宝宝爱哭的情况就会在短短几周内有所好转。

然而,大多数情况下,你将不得不忍受和承受宝宝的哭声。这时你应该坚信"一切总会过去"这条至理箴言。请相信我,哭只是暂时性的,他的哭声终会停止,你也将回归平静。根据以往的经验,由哭引发的疝气不会持续太长时间,一般在宝宝3个月大的时候就会减轻(然而,如果病情严重,可能会持续到3岁)。你也可以向一些组织打电话求助,他们会为那些有过度哭闹或者不睡觉、养起来非常费劲的宝宝的家庭提供帮助。总之,爱哭不睡觉的宝宝只是个例,你可以看看周围,大部分宝宝都很快乐和安静。如果实在搞不定,就找人帮忙吧。

如果焦虑,适当休息下吧!

家里有一个爱哭的孩子,有时难免会让人产生愤怒和绝望的情绪,这很正常。我对此体会深刻——因为我也有同样的经历。如果你觉得自己真的坚持不下去的时候,可以试着寻求别人的帮助,给自己喘息的机会,让自己重新恢复平静。如果周围没有人,你可以把孩子放在婴儿床里,自己一个人安静片刻,做几次深呼吸。喝上一杯茶,或者给自己倒杯水。如果需要,可以打电话跟朋友聊聊天。偶尔让孩子哭一会儿,对他也没有伤害。当你需要休息的时候,就休息一下吧。

产后，那些无眠之夜

对于新生儿，不是吃奶，就是睡觉（这个阶段对他们而言，真的没有其他事可以做）。不幸的是，宝宝的生活方式一天24小时都如此，没有白天和晚上的区别。为了给宝宝喂奶，或换尿片，一个晚上你要醒来好几次。除此之外，你无事可做，往往会有点儿失眠。在接下来的几个月，情况会有所好转，宝宝夜醒的频率会慢慢降低。随后，到宝宝6个月大的时候，如果你无法忍受破碎的夜晚，可以采取一些方法让他整个晚上都在睡觉。这样，你就可以告别那种昼夜颠倒、夜不能寐的日子了。

> 从感情上讲，在这些糟糕的日子里，谁都难免紧张焦虑。在坏日子里，你会想：生活就是这样子，这是我的命，永远都是。现在宝宝天天黏在身边，每小时哺乳一次，自己睡眠严重不足。我看不到尽头，感觉度日如年，再也回不到以前的日子。我不能离开家半步，所有的衣服都不合身了，我筋疲力尽。这就是生活，未来会一直如此。这真是一个错误。当然了，也不能这么说，一切终究会结束的。
>
> 碧翠丝

安全睡眠

幸亏，婴儿睡眠猝死非常罕见。但是，在英国每年仍然有300个婴儿会在睡觉时意外死亡。没有人知道准确的原因，但是某些因素的确增大了新生儿夭折的风险，当然你也可以采取很多措施降低其中的风险。下面就是一些黄金法则。

▶ 让宝宝脸朝上睡觉，"脚对床脚"，即让宝宝的脚顶着婴儿床的床尾。

▶ 把床上的被褥整理好放在床尾（这样他就不会滚到被子的下面）。

▶ 不要让宝宝穿太多（一件小背心和连体睡衣就够了），房间不要太热（理想的温度是16～20℃，可以买一个温度计），有的婴儿杂志会免费赠送温度计，或者在你买其他东西时也会赠送。

▶ 不要盖太多——通常一条毯子就足够了，不要戴帽子。

▶ 不要和宝宝一起睡在沙发或椅子上，当宝宝和你同睡时一定要小心。许多专家不建议与宝宝同床睡，如果你真想如此，一定要谨记联合国儿童基金会（UNICEF）给出的指导，以使风险最小化。

▶ 如果存在以下情况，请不要让孩子与你同睡：你或者丈夫（或者两个人同时）抽烟；你们当中有人饮酒或服用精神类药物；宝宝非常瘦小或是早产儿；你"格外"疲惫。千万不要把宝宝压在被子下面，或者在宝宝周围放很多枕头和床上用品。如果有任何疑问，联系你的助产士或妇幼保健员。你可以买个"安全"的婴儿床或婴儿篮，这样就可以让宝宝安全地躺在你身边睡觉了。

▶ 不要在宝宝旁边抽烟——在房间的任何地方都不要抽烟。每支烟释放的一氧化碳会在房间的空气中停留好几个小时，还会吸附到衣物表面，此外吸烟与婴儿猝死有很大关联。如果你现在还没有戒烟，真的要戒掉了。

▶ 至少在宝宝出生后前6个月，把摇篮或婴儿床放在你的房间。

产后身体恢复

如何在身体经历磨难之后尽快恢复？这可能是你最关心的问题。这通常取决于你采用何种方式分娩。有些女性分娩受到的创伤较小，只需要几周，甚至几天就可以恢复，对于其他人而言，可能需要几个月的时间。在不同程度上，你可能会感到就像在跑一场马拉松，让人筋疲力尽，沮丧不已。的确如此！你把一个新生命带到这个世界上！你做了一件非常了不起的事情！我给产后练习普拉提的妈妈的箴言是：9个月入，9个月出（由于产前有九个月怀孕期，因此产后最好给身体九个月的恢复时间）。你的身体经历了一次大事件，所以要给它充分的时间进行恢复，不要指望自己可以立刻恢复到以前的状态。

你的小乘客下车之后，你那既疲惫不堪又兴奋不已的身体会出现一些状况。

> 生完宝宝之后，我的盆底和会阴切口疼了很长时间。尤其是由于我在医院注射了麻醉剂，但在家里却没有，所以回到家后自然会非常疼。但是……劳拉出生9个月后，我的身体已经完全恢复如初了。
>
> —— 玛利亚

产后出血

产后子宫在排出内膜时，会同时排出血、黏液和组织，这被称为恶露，每一个新妈妈都要经历。恶露的排出量因人而异，但有的人的确非常多。"恶露持续了很长时间，真的把我吓坏了"，潮妈克莱尔回忆道，"我觉得无休无止，让人有点儿沮丧，每一天都要流血，就好像我身体的一部分在慢慢地消失一样。"

恶露在产后的刚开始几天会非常多，颜色鲜红，但慢慢会变浅，变成棕色或粉红色,正常情况下会在6周之内结束。如果恶露的颜色从淡粉色又变回了红色,你要告诉助产士。这可能是感染的标志,或者是你劳累过度所致。你需要大量的产妇卫生巾——卫生棉不好,容易造成阴部感染,普通的卫生巾又应付不了这个工作。如果几周之后出血量没有减少,或者又突然加重,重复凝块(有一些凝块是正常现象),或者开始有异味,这是身体出现问题的征兆,你一定要告诉助产士。

产后疼痛

你以为分娩时的宫缩是最后的宫缩吗?事实上,产后会有更多的宫缩发生。你的子宫会在产后2个月左右恢复到原来的尺寸,这会引起疼痛。尤其是在哺乳期间,身体释放的催产素,会再次引起宫缩。服用止痛药,或者敷热水袋、热水瓶,有助于缓解疼痛。

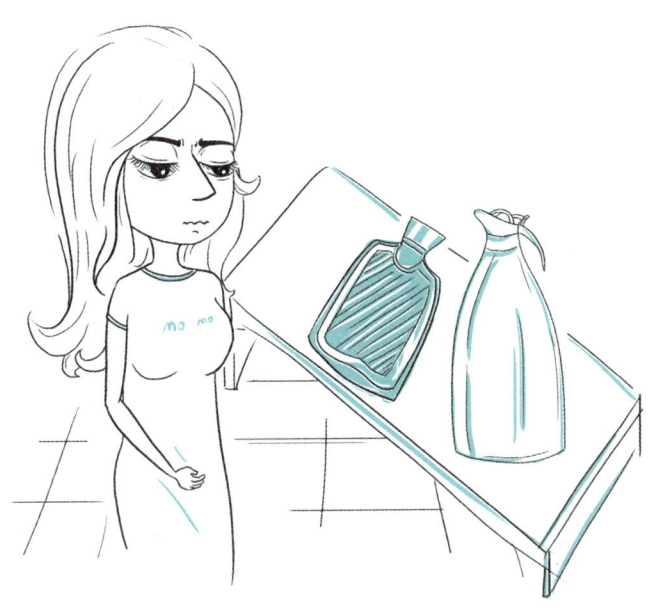

阴道和会阴

如果会阴撕裂或者做了外阴侧切，你的下身会非常疼，就算没有这两种情况，在一段时间内也会感到肿疼和脆弱——每当你坐下来或者想走路的时候，都会让你疼痛，你走路的姿势就像好莱坞影星约翰·韦恩。

如果会阴缝针，痛苦更甚，又疼又痒，异常难受。你可以买一些缓解不适的物品，比如冷冻过后可以塞进裤子的充胶垫以及麻醉喷剂。常用止痛药和冲热水澡也会有帮助，一些妈妈建议滴上一两滴诸如薰衣草精油或茶树油之类的精华油效果更好。普遍认为山金车酊有助于治疗瘀伤和炎症，加速伤口愈合。保健品商店或绝大多数药店有售，在服用前要认真阅读说明书。

缝合的伤口可能会感染，所以助产士会在家访时为你检查几次，确保伤口顺利愈合。为了保持伤口清洁，你每天要手持淋浴喷头冲洗几次，尤其是排便之后。使用纸巾，不要用毛巾，甚至可以使用吹风机。定时更换卫生垫，更换前后一定要洗手。茶树油和金缕梅精油可以帮助伤口愈合，并防止感染。一到两周后缝线会自动消失，不过有时需要人工拆线。

下身疼痛让产后如厕成为一大难题。小便时会非常刺痛，在洗澡前小便会好一点儿，或者用流量适中的温水冲洗下身。多喝流质食物，这样可以降低尿液的浓度，减轻下身的刺痛。

进行盆底练习也有助于愈合，可以加速这个区域的血流，所以趁着你还能忍受，赶紧开始锻炼吧。

还有一种极端情况，那就是你不幸重度撕裂（也就是3级或4级撕裂），那么最终会引起肠道问题。这时，盆底训练就尤为重要了，你可以向产科理疗师寻求专业帮助。

> 我是3级撕裂，我感觉自己被撕得一分为二——那种疼痛超出了我忍受的极限，根本无法入座。产后好几天都是这种情况，我也不知道什么时候情况可以好转。
>
> ——汉娜

如果一切顺利，医生会同意你在产后第6周恢复性生活（不过如果你的下身状况良好，恶露也排空了，可以提前试试——这会让你找到活力）。事实上，无论是精神上还是身体上，许多女性在产后几个月内甚至更长的时间，都觉得无法应付性生活。

你还会担心产后阴部在外观和感觉上与以前不同，也许会恐惧自己的阴部变得像"巫师的袖子"一样松垮。阴道的弹性确实降低了，而且新生疤痕可能改变了外观，感觉和视觉都发生了一些变化。但多数夫妻认为这都是小细节，无须多虑。如果你确实认为这是一件事，可以向你的全科医生进行咨询。

肠道和屁股

由于下身肌肉和神经受损的缘故，产后大便很可能会变成一种折磨，虽然分娩后肠道会变得宽松，但却无助于解决问题。"生完宝宝两天后我大便"，潮妈汉娜回忆说，"非常疼，就像又生了一次宝宝一样。"

感觉缝口就像开裂一样，但实际上，这种可能性微乎其微，在缝口处垫上一叠纸巾或者一个干净的卫生垫，可以给自己些许心理安慰。如果便秘，情况就更糟糕了（这会导致恶性循环），所以要多摄入纤维食物，多喝水。如果有必要，可以让助产士推荐一些轻微的泻药。要记住，虽然很多女性惧怕第一次肠道运动，其实完全没有你想象的可怕。

由于分娩对肛门的挤压，产后痔疮很普遍，非常痒，同样让人很痛苦。你可以买一些非处方药，缓解一下症状，如果情况严重，助产士会给你开一些栓剂。

但是，这些症状在一段时间之后都会自行消失。

> 我认为你只需要调整一下自己的预期——你的身体已经生下了一个宝宝，表现得足够出色了，因此很难恢复到以前的状态，不过也不需要如此。从健康角度而言，我认为一切顺其自然就好了。当我第一次下地行走，我觉得自己的下身都快要坠到地板上了，为此我推荐做一做盆底练习，逐步实现你的长期目标。
>
> 妮可

乳房

产后两三天，乳汁就会"下来了"，一觉醒来发现两个极其柔软的乳房，突然之间变得像花岗岩一样又硬又大。这是激素激增所致，只会持续两三天的时间。

如果你是母乳喂养，那么缓解疼痛和奶胀的最佳方式就是让宝宝吃奶。你会发现刚开始时你不得不先稍微挤出来一点儿奶（洗澡时可以尝试着按摩乳房），避免乳汁太充足呛着孩子。当你乳房最大的时候，唯一的受益者就是宝宝。这就是生活。

乳汁下来的时候，你会有感觉——这与你是否想给宝宝哺乳没有关系，相应的症状和感冒一样，有点儿发烧和发抖。一定要注意这些症状，虽然都是正常现象，但也可能是乳腺炎的特征，尤其是乳房上出现红斑，更应该引起重视。乳腺炎会引起乳腺组织发炎疼痛，需要进行治疗。这时，你要服用一个疗程的抗生素。如果你开始感到不适，求助助产士或全科医生吧。

> 我真希望自己知道，生完宝宝之后几天浑身发抖是一种正常现象。在午夜，我开始不由自主地颤抖，牙齿打战，根本停止不下来。当我大声呼喊丈夫时，已经身不由己了。我们给医生打了电话，他们知道丈夫为我进行了检查，显示一切正常。虽然很难受，但不是感染，这显然是下奶的标志，但很少有人提及。
>
> 曼娜

如果不是母乳喂养，下奶的几天会疼（但几周之后，奶水就会彻底枯竭）。在这段时间，你需要一个舒适的贴身胸衣以及一些镇痛药来减轻痛苦。

腹部

肚子在短期内依然很大，但不会那么硬和圆了，会像牛奶冻一样晃晃悠悠，分娩后你很可能还会有大肚腩，就像怀孕5个月的样子。无论如何，产后的头几个月你都不必为此担心，未来你有足够的时间恢复到穿上以前的牛仔裤的身材。在产后前6周就开始减肥肯定不是一个好主意。如果你是剖宫产，要更加耐心一点儿，你的伤疤上会有"赘肉"，消退需要时间，所以对自己好一点儿。

不过，如果你想开始尝试做一些腹部力量练习，有机会的话，可以试试吸气收腹，然后坚持几秒钟再松开。记得检查一下腹直肌分离——这是腹部的肌肉为了适应胎宝宝的长大被撑开拉长。这种情况非常普遍，根据我教授产后普拉提的经历，许多女性在产后都出现了腹直肌分离。不过很不幸，由于某些原因，这项检查并不包含在全科医生产后6周检查的范围之内。

在大多数分娩中都会发生腹直肌分离的情况，有些人的腹部肌肉会在产后立即出现一个缝隙，但腹直肌分离更常见。通常情况下，不需要你做什么，腹部肌肉会在产后一两个月自行复原。但是如果胎宝宝过大，或者生产时腹部肌肉过于用力，胎儿离开其在子宫中的位置之后，腹部肌肉的间隙就会过大。所以，去找全科医生、助产士或者经过培训的训练师做个检查，确认自己是否存在腹直肌分离的情况。如果没有检查，腹部肌肉的间隙可能越来越大，在极端情况下，甚至需要外科手术才能促使肌肉重新连接在一起。一个称职的普拉提师可以帮助你安全地修复腹部肌肉。

> 儿子1岁大的时候，我的肚子看起来仍然像怀孕5个月的样子。我开始练习普拉提，学习了腹直肌分离的知识，也就是腹部肌肉分离，许多人在怀孕时都有这种情况，但肌肉通常会自行复原，你也不必多虑。但是，由于宝宝太大，我的腹肌完全分离了，只有通过外科手术才能恢复。
>
> —— 汉娜

至于妊娠纹，如果你有的话，最终会自行消退，不过不会完全消失，仍然会有痕迹。市场上有各种价位的药和霜，虽然声称管用，但没有一个可以证明有明显疗效，如果你愿意试试，可以坚持服用一些价格低廉的可可油或维生素E类。同时，很多女性相信人工美黑可以覆盖让人难堪的"宝宝战斗伤疤"或者说"老虎纹"。

并发症或感染

有一些产后症状可能是严重并发症或者感染的表现，所以，如果出现以下情况，一定要尽快联系你的助产士或全科医生：严重出血；昏厥、眩晕或发热；两腿肿胀、敏感、疼痛；剧烈头疼，尤其是伴有呕吐或视力模糊；腹部或下身持续疼痛；小便时异常疼痛。

膀胱虚弱或渗漏

如果发现自己憋尿困难,不要恐慌,膀胱功能减弱或渗漏是产后又一种常见和令人讨厌的症状。做一做盆底训练会有帮助(无论怎样,每一个人都应该在产后做一做这个练习,以防日后出现问题)。剖宫产也不是借口,怀孕本身就对盆底造成了压力,所以还是存在危险的。如果情况严重,或者持续数周,一定要告诉医生,他们会为你推荐专家进行治疗。

剖宫产后恢复

剖宫产是针对腹部的大手术,因此相较于顺产,需要更长的恢复时间。具体需要多长时间,因人而异。前6周是最困难的时期,但是一些妈妈说她们1年之后才感觉恢复正常。此外,由于突发情况造成的紧急剖宫产,通常比到预产期的剖宫产恢复时间更长。我已经做过两次剖宫产:第一次是在试着顺产3天无果后事发突然所致,第二次是我自己选择要做的。两次的恢复过程简直是天壤之别,可以形容为从地狱(第一次剖宫产)到天堂(第二次剖宫产)。所以,每一次分娩和每一次剖宫产都有其特点。

> 如果你做了剖宫产,就穿一条肥胖的裤子,肚子不要过度用力。那些天我如芒在背,没有一块肌肉敢发力,浑身从上到下都在疼。
>
> 贝拉

▶ 一般要住3～4天院，而且需要服用一些强力止痛药，出院时也要带上一大堆止痛药。此外，在随后一段日子里可能需要注射血液稀释药物，抑制血液凝块的产生，这会让人有点儿烦。不过，没有什么比在你晃悠悠的腹部进行针灸更让人痛苦，那感觉真是身伤加心伤。

▶ 你会发现诸如坐起、走路这类简单的动作也变得艰难起来，你会需要很多帮助和支持（如果你独自一人，你需要一个好朋友或亲戚来陪你一段）。

▶ 这不是你没办法抱宝宝或者给宝宝喂奶的理由——生完宝宝后1个小时我就给我们家二宝哺乳了，不过为了舒服一点儿，你可以让其他人帮助你完成它。

▶ 咳嗽、打喷嚏或者笑都会引起疼痛，你可以向医生请教如何在不引发疼痛的情况下完成这些动作。现在你可以买一条剖宫产腹带绑在腰上，保护刀口区域。

▶ 腹胀气是剖宫产后一个常见的问题，这是因为手术影响了你的消化系统，我认为这种疼痛的强度与早期宫缩相当。但确实非常疼，就像宫缩时做的那样，当疼痛来袭，通过呼吸进行调整。薄荷茶是一种广为推崇的治疗方法。

▶ 如果切口看上去非常明显或者很大，不要惊慌，慢慢就会变成一小条灰色细线。切口周边可能会发痒，所以要保持这一区域的清洁和干燥。后期缝线会自行消失，或通过人工拆线。

▶ 一段时间内要穿宽松舒适的衣服，你特别需要一些宽大的裤子。

▶ 医生会警告你剖宫产后一两周内不要开车：确保在系上安全带的情况下你活动自如，可以倒车。几个月内避免抬举重物。

▶ 对于那些没有按照原计划分娩，而是进行了紧急剖宫产的女性来讲，感情上会很难接受。由于没有按照预计顺产，她们会非常失望，甚至觉得本该"正常"的分娩却以"失败"而告终。又或者她们可能会纠结于造成剖宫产的原因，尤其是出现胎宝宝宫内窘迫时，她们更加难以释怀。一旦局面出现某种程度的恶化，她们会有失控的感觉，并且产生深深的沮丧之感。解决这个问题的办法是回顾一下分娩的过程，和能够理解你的人谈谈心。

产后妇幼综合护理

在英国的大部分地区，社区助产士会在生产后再照顾你10天左右，在此期间，她会探望你几次，确保你和宝宝一切正常。之后，你的妇幼保健员——在社区为家庭提供服务的具备专业资格的护士或助产士将会接管，根据政策、他们的时间以及你的需要来决定准确的探望次数。

宝宝在出生后3天内应当进行一次快速、全面的体检——既可以是你在产后住院期间也可以是在你回家之后，通常是由一位全科医生前去完成。他会测量身高、体重，检查眼睛、心脏、臀部和睾丸（当然，仅限男婴）。产后1周左右，助产士会对宝宝进行一次脚跟针刺检查，这是一项常规检查，从宝宝脚跟部采集一点儿血样，用于化验一些罕见但却非常严重的疾病。

现在，所有的宝宝在出生后不久都要接受常规的听力测试，这个测试非常简单和快速，只要在宝宝的耳朵里放入一个小听筒片刻即可。

> 在产后的一段时间里，我感到非常压抑和孤独。如果没有全国生育联合会（NCT）的朋友，我都不知道该如何度过这段时间——我们组成了一个互助小组。我知道，即便我一个晚上起床8次，也可以向他们倾诉，他们肯定有人在。远离Google——在凌晨3点，Google可不会是你的朋友。你要相信自己的直觉，这也是治疗的方法——坚信你是对的。
>
> 贝卡

同时，助产士也会对你进行检查，以确保你身体无恙。她会为你检查肚子，看子宫是否恢复正常；查看你的缝口是否愈合，是否有感染的迹象；检查双腿是否有血栓的症状；测量你的体温和血压；检查你的失血量是否正常；了解肠道和膀胱是否活动正常。她还会提醒你避孕的有关事项，虽然你的第一反应往往是大笑，但还是要引起注意，因为从理论上说产后3周，即使你正在哺乳，仍然有怀孕的可能。

此外，在产后6～8周，全科医生或实习护士会给你和宝宝再做一次更加全面的检查。

产后情绪调适

总的来说，有了宝宝之后，生活是甜蜜的。不过，刚开始你心中五味杂陈很正常，心情难免起伏不定。"产后情绪低落"会在分娩后几天或几周内困扰许多妈妈，经常归结于激素分泌增多的缘故，也可能是对身体耗费过度、缺少睡眠或者巨大变化的简单反应。

和宝宝联络感情

这可不是一见钟情。许多新妈妈生下宝宝后第一眼看时，大脑一片空白。潮妈玛利亚回忆道："我感到有一些孤单。接着我感觉像跑了一场马拉松，浑身上下都在疼。我也感到一身轻松，因为事情终于结束了。但是对我而言，起初对宝宝不言而喻的爱消失得无影无踪。在住院的前几天，我很高兴护士可以随叫随到。我感到有一点儿茫然。"

给自己一些时间——你的爱一定会很快在某个时刻像潮水一般涌出。如果没有，不要担心，和助产士聊一聊，你可能得了产后抑郁症，如果这样的话，你就需要一些帮助了。

放轻松和多休养

我能给的最好建议是生完宝宝后把心情放轻松。按照中国医学的说法，生完宝宝之后你要"坐月子"。月子里，除了休息什么也不用干，亲戚朋友来看望你，整整持续1个月。西方很多地区已经没有这个概念了，生完孩子几天后就可能到超市逛一逛。你还有一大堆事情要做，你的身体刚经历了一场大事件，你要给自己时间恢复、痊愈，还要和自己的家庭新成员建立感情。你要做的事情有很多，包括产后身体恢复以及初为人母后的情绪调整。

总而言之，请记住：产后最初几周的紧张状态会逐渐缓解，你也会对这段艰难时光患上失忆症，不过这一切都将拓展你人生的宽度。在你完全参透其中的奥秘之前，宝宝已经开始蹒跚学步了，会把家里弄得乱七八糟，用他毫无章法的行为考验你的育儿技术。在他还不会开口回应之前，享受这段美妙的时光。有一天，你会看到1岁多的宝宝头顶着篮子，在卧室里跑来跑去，你会笑到肚子疼。这时，有一个想法会出现在你的脑海里："我还要不要再生一个……"